Hefte zur Zeitschrift „Der Unfallchirurg"

Herausgegeben von:
L. Schweiberer und H. Tscherne

258

Springer
Berlin
Heidelberg
New York
Barcelona
Budapest
Hongkong
London
Mailand
Paris
Santa Clara
Singapur
Tokio

J.-H. Kühne

Thermoinkubierte Knochentransplantate und koralline Knochenersatzmaterialien

Mechanische, tierexperimentelle und klinische Untersuchungen

Mit 30 Abbildungen in 72 Einzeldarstellungen und 14 Tabellen

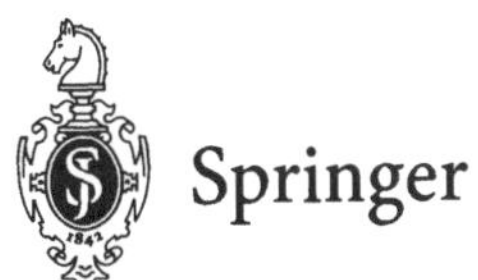

Springer

Reihenherausgeber

Professor Dr. Leonhard Schweiberer
Direktor der Chirurgischen Universitätsklinik München Innenstadt
Nußbaumstraße 20, D-80336 München

Professor Dr. Harald Tscherne
Medizinische Hochschule, Unfallchirurgische Klinik
Konstanty-Gutschow-Straße 8, D-30625 Hannover

Autor

Priv.-Doz. Dr. Jobst-Henner Kühne
Orthopädische Klinik und Poliklinik
Klinikum Großhadern
Marchioninistr. 15, 81377 München

Die Deutsche Bibliothek – CIP-Einheitsaufnahme
[Der **Unfallchirurg / Hefte**] Hefte zur Zeitschrift „Der Unfallchirurg". – Berlin ; Heidelberg ;
New York ; Barcelona ; Budapest ; Hongkong ; London ; Mailand ; Paris ; Santa Clara ; Singapur ;
Tokio : Springer.
Früher Schriftenreihe
Bis 226 (1992) u.d.T.: Hefte zur Unfallheilkunde
Reihe Hefte zu: Der Unfallchirurg
NE: HST
Kühne, Jobst-Henner: Thermoinkubierte Knochentransplantate und koralline Knochenersatz-
materialien : mechanische, tierexperimentelle und klinische Untersuchungen : mit 14 Tabellen /
J.-H. Kühne. – Berlin ; Heidelberg ; New York ; Barcelona ; Budapest ; Hongkong ; London ; Mailand ;
Paris ; Santa Clara ; Singapur ; Tokio : Springer, 1996
(Hefte zur Zeitschrift „Der Unfallchirurg" ; 258)
ISBN-13: 978-3-540-60834-9   **e-ISBN-13: 978-3-642-85246-6**
DOI: 10.1007/ 978-3-642-85246-6
258. Kühne, Jobst-Henner: Thermoinkubierte Knochentransplantate und koralline Knochenersatz-
materialien. – 1996

Satz: FotoSatz Pfeifer GmbH, 82166 Gräfelfing
SPIN: 10525159   24/3135-5 4 3 2 1 0 – Gedruckt auf säurefreiem Papier

Inhaltsverzeichnis

1 Einleitung

In der orthopädischen Chirurgie wird oftmals die Auffüllung von Knochendefekten erforderlich, sei es nach Resektionen aufgrund von Tumorerkrankungen, nach traumatischen Defekten oder bei Revisionsoperationen bei Endoprothesen, wo es aufgrund der Zementzerrüttung, Abrieb von Polyäthylen oder mechanischer Instabilität zu erheblicher Knochenresorption kommen kann [182].

Unbestritten werden die besten Ergebnisse bei der Auffüllung derartiger Defekte mit frischem, vitalem körpereigenem Knochenmaterial erzielt. Derartige Transplantate heilen rasch ein, indem sich an die erste Phase der Knochenneubildung durch vitale transplantierte Zellen ohne immunologische Probleme innerhalb weniger Tage dann gleichsam überlappend nach wenigen Wochen zusätzlich die zweite Phase der induzierten Knochenneubildung anschließt.

Dieses qualitativ höchstwertige Material steht jedoch nur begrenzt zur Verfügung. Um es zu verwenden, wird ein gleichzeitig durchzuführender zusätzlicher operativer Eingriff erforderlich, für den die Indikation nicht nur beim älteren Menschen sorgfältig abgewogen werden muß. Die Entnahme verlängert die Dauer der Gesamtoperation, hinterläßt eine zusätzliche Narbe und ist im übrigen selbstverständlich wie andere Eingriffe auch mit allen typischen Operationsgefahren behaftet. Im Vergleich zur autologen Knochentransplantation kommt daher der Etablierung alternativer Verfahren ein hoher Stellenwert zu, soweit dadurch keine gravierenden Nachteile in Kauf genommen werden müssen.

2 Allgemeiner Überblick

2.1
Kurze Übersicht zur historischen Entwicklung der Knochentransplantation

Sieht man von der Schöpfungsgeschichte ab, so wird die erste dokumentierte Knochentransplantation im 17. Jahrhundert dem holländischen Arzt Job van Meekeren [111] zugeschrieben, der einen Schädelknochendefekt bei einem Soldaten mit dem Knochentransplantat eines Hundes deckte. Wegen dieser Operation wurde der Patient exkommuniziert und verlangte daher später die Entfernung der Transplantats, das dann aber bereits fest eingeheilt war.

Von grundlegender Bedeutung für die Entwicklung der Knochentransplantation waren aber spätere Arbeiten. Diese handelten vornehmlich von autologen Transplantationen. So legte Ollier im Jahre 1867 [122] grundlegende Prinzipien der Transplantation von körpereigenem (autologem), artgleichem (homologem bzw. allogenem) und artfremdem (xenogenem) Knochen dar. Nach seinen Erkenntnissen bleiben frische autologe Knochentransplantate vital und wachsen kraft ihrer eigenen Kompetenz am Zielort an.

Eine Gegenposition bezog Barth [15], auf den der Begriff des „schleichenden Ersatzes" zurückgeht. Zeitgleich mit Curtis [38] beschrieb er Ende des 19. Jahrhunderts das Konzept, daß transplantierter Knochen abstirbt und anschließend allmählich durch lokal durch das Tranplantatlager neugebildeten Knochen ersetzt wird und dabei lediglich eine „Leitschienenfunktion" besitzt.

Die Grundlagen für einen langdauernden wissenschaftlichen Streit legten dann Georg Axhausen und Erich Lexer. G. Axhausen [9] bestätigte die Thesen von Ollier und hob insbesondere die besondere Bedeutung des Periosts hervor. Er zeigte, daß zwar knöcherne Elemente des Transplantats teilweise nekrotisch werden, jedoch eine eindeutige Knochenneubildung von transplantateigenen Periostzellen ausgeht. Diese später als *Osteoblastenlehre* zusammengefaßte Theorie wurde von Lexer aufgegriffen. Er bestätigte [99, 100], daß nach derartigen Transplantationen die Knochenneubildung von bestimmten prädeterminierten Zellen des Periosts, Knochenmarks oder aus den Havers-Systemen des Transplantats ausgeht.

Dagegen stand die sog. *Bindegewebelehre* oder Metaplasielehre bzw. „Induktionslehre". Leriche und Policard [96] vertraten die Auffassung, daß die Knochenneubildung allein dem Tranplantatlager zuzuschreiben sei. Hierfür sprachen auch Befunde von Orell [123], der eine Knochenneubildung 100 Tage nach Transplantation von gekochtem Knochengewebe beobachtete, sowie Mitteilungen von Engström u. Orell [48] über Knochenneubildung nach Transplantation von mehrmals tiefgefrorenem Knochen, Transplantaten also, die keine vitalen Zellen mehr enthielten. Weitere namhafte Vertreter dieser Bindegewebelehre waren Levander [97] und Oberdalhoff [120], die davon ausgingen, daß von dem transplantierten Material Substanzen freigesetzt werden, die pluripotente Zellen des Lagers zur Metaplasie im Sinne der Entwicklung zu Osteoblasten anregen.

Erst in den 50er Jahren bahnte sich eine zusammenfassende Deutung der bis dahin unvereinbar scheinenden experimentellen Befunde an. Zunächst publizierte Wolfgang Axhausen [11] 1950 in der Nachfolge seine Vaters Georg Befunde, die bei Experimenten am Hund gewonnen wurden und die Interpretationen der Kaninchenexperimente von Levander zu widerlegen schienen. Unter Würdigung dieser Ergebnisse verfaßte Georg Axhausen 1951 [10] nochmals ein engagiertes Plädoyer zugunsten der Osteoblastenlehre, in dem er sich äußerst kritisch insbesondere mit den von Levander erhobenen Befunden auseinandersetzte. Dann jedoch machte Wolfgang Axhausen [12] bei weiteren Versuchen am Hund die entscheidende Beobachtung, daß nach Übertragung von zwischenzeitlich tiefgefrorenen periostgedeckten Tibiaspänen – also von Material ohne vitale Zellen – zwar nicht wie bei den Kontrollexperimenten mit frischen Transplantaten nach 4–5 Tagen, jedoch nach Ablauf von rund 3 Wochen eine reproduzierbare Osteogenese einsetzt. Er faßt seine Interpretation so zusammen: „Die Knochenregeneration verläuft also in 2 osteogenetischen Phasen, die bei geeigneter experimenteller Technik durch den Zeitpunkt ihres Auftretens und durch ihren formalen Ablauf deutlich voneinander zu trennen sind." Dieses später von Axhausen auch im amerikanischen Sprachraum publizierte Konzept [13] der Kombination von Osteoblasten- und Bindegewebelehre hat bis heute Gültigkeit und stellt eine Grundlage für die vergleichende Beurteilung von autologen Knochentransplantaten und den nunmehr weltweit in Kliniken gebräuchlichen allogenen, tiefgefrorenen Knochentransplantaten der Knochenbanken dar.

2.2
Knochenbank – allogene Transplantate

Aus den eingangs erwähnten Gründen wurden die sog. Knochenbanken eingerichtet [28]. Das Material hierfür stammt meist aus Femurköpfen, die anläßlich der Implantation einer Hüftendoprothese gewonnen werden. Der Femurkopf wird üblicherweise von noch anhängendem Weichteilgewebe befreit und nach Entnahme eines Abstrichs für die bakteriologische Untersuchung und geeigneter Verpackung in die Tiefkühllagerung bei −70 °C überführt. Weniger tiefe Temperaturen werden als nicht ausreichend angesehen [53], da z.B. bei −20 °C noch Aktivität proteolytischer Enzyme nachgewiesen wurde [44]. Voraussetzung für die spätere Verwendung dieses Materials ist ein umfangreiches Spenderscreening, das gemäß den vom Wissenschaftlichen Beirat der Bundesärztekammer herausgegebenen „Richtlinien zum Führen einer Knochenbank" [183] nunmehr weitgehend standardisiert durchgeführt wird. Diese Richtlinien sehen eine sorgfältige Spenderanamnese, insbesondere hinsichtlich übertragbarer Krankheiten bzw. potentieller entsprechender Exposition sowie Tumorerkrankungen vor. Weiter sind umfangreiche Laboruntersuchungen vorzunehmen (s. unten). Diese Maßnahmen sollen ausschließen, daß es bei der Knochentransplantation zu einer akzidentellen Übertragung von Krankheiten kommt.

Es folgt eine Übersicht über die nach den Knochenbankrichtlinien [183] geforderten Bedingungen zur Freigabe eines allogenen Knochentransplantats. Alle Punkte sind Ausschlußkriterien, d.h. das Transplantat ist zu verwerfen, wenn ein einziger Punkt nicht erfüllt ist.

1. Anamnese:
- keine Zugehörigkeit zu einer HIV-Risikogruppe (Drogensucht, Homosexualität, Prostitution, Hämophilie) sowie kein Sexualkontakt zu Personen, die einer Risikogruppe angehören bzw. mit Herkunft aus Hochrisikogebieten für HIV (z.B. Zentralafrika),
- keine Operation, Transfusion von Blut oder Blutpräparaten, keine Akupunktur oder Tätowierung in den letzten 6 Monaten,
- keine Hepatitis in den letzten 5 Jahren, kein Aufenthalt in Ländern mit erhöhtem Hepatitisinfektionsrisiko und kein Kontakt zu Hepatitiskranken;
- keine Infektion mit Typhus, Paratyphus- oder anderen Enteritiserregern, keine Syphillis, Brucellose, Rickettsiose, aktive Tuberkulose;
- kein Kontakt mit Infektionskranken und keine aktive Immunisierung in den letzten 6 Wochen;
- kein vorangegangener Aufenthalt in Endemiegebieten für Malaria;
- kein Verdacht auf ein Malignom.

2. Klinische Untersuchung:
- keine Lymphknotenschwellung, keine opportunistischen Infektionen, keine Lymphome, kein Soor.

3. Laboruntersuchungen:
- Alanin-Amino-Transferase (GPT) im Normbereich;
- Hepatitis-B-Antigen (HBs ag) negativ;
- keine HIV-Antikörper (HIV I und HIV II);
- negativer HIV-I- und HIV-II-Test nach 3 Monaten;
- Rhesusfaktorkompatibilität bei Frauen im gebärfähigen Alter.

4. Bakteriologie:
- aseptische Knochenentnahme, steriler Abstrichbefund.

5. Lagerung der Transplantate:
- 3fache Sterilverpackung, Tiefkühlung bei −30 °C oder darunter.

6. Dokumentation:
- Aufklärungsbogen und Einverständniserklärung von Spender und Empfänger, unterschriebener Anamnesebogen des Spenders.

Die auf diese Weise gewonnenen allogenen Knochentransplantate vereinen eine Reihe von Vorteilen. Zum einen werden nach verschiedenen Untersuchungen [26, 72] die Antigeneigenschaften der Transplantate durch den Gefriervorgang zwar nicht vollständig, aber soweit zerstört, daß eine relevante immunologische Reaktion auf das allogene Transplantat nicht erfolgt. Gegenteilige Ergebnisse [95] dürften als Ausnahmen anzusehen sein. Damit entfällt ein bedeutendes Problem der Allotransplantation, das z.B. bei der Übertragung von frischem allogenem Gewebe (Nierentransplantation) eine Hauptrolle spielt, nämlich die Gefahr der Abstoßungsreaktion. Frische Allografts machen eine temporäre Immunsuppression erforderlich und bleiben im Ergebnis nach beispielhaften experimentellen Ergebnissen von Aebi et al. [1] dennoch hinter autologen Transplantaten zurück. Diese Autoren bestätigen im Kontrollexperiment auch, daß erwartungsgemäß frische Allotransplantate ohne Immunsuppression unbrauchbar sind.

Zum anderen wird die zweite, „induktive" Phase der Knochenregeneration gemäß den oben geschilderten experimentellen Ergebnissen nicht beeinträchtigt. Während die Transplantate lagern, kann ggf. im nachhinein das Spenderscreening mit Anamneseerhebung, Laboruntersuchungen und Besprechung der Einwilligung zur Knochenspende durchgeführt werden. Auch die mechanischen Eigenschaften der Transplantate werden durch die Tiefkühllagerung nicht beeinträchtigt [128].

Zusätzliche Probleme entstehen allerdings bei der Verwendung von Leichengewebe von Organspendern durch die unverzichtbare Rekonstruktion der Anamnese hinsichtlich des Risikoprofils für die Gewebespende sowie durch die für die Entnahme zusätzlich erforderliche Infrastruktur (Räumlichkeiten und Team für die sterile Entnahme, ggf. Transport des Materials).

Insgesamt weist dieses Verfahren der Knochenbankführung unter Benutzung der Transplantate von Lebendspendern eine hohe Praktikabilität auf. Entsprechend sind Knochenbanken an zahlreichen Kliniken eingerichtet. Nach einer schriftlichen Befragung von 1350 deutschen orthopädischen, chirurgischen und unfallchirurgischen Kliniken, die von 961 Kliniken Antworten erbrachte [76], werden pro Jahr in den alten Ländern der Bundesrepublik etwa 25 000 allogene Knochentransplantationen durchgeführt. Entsprechend existiert hinsichtlich der allogenen Knochentransplantation eine umfangreiche Literatur über Grundlagen, Probleme und klinische Anwendung [14, 36, 39, 52, 53, 68, 136, 156, 157, 171, 185]. Die Autoren der Arbeiten über Knochentransplantationen stimmen überein, daß die Allotransplantate in der Wertigkeit hinter den autologen Knochentransplantaten zwar zurückstehen, aber in der Anwendung in der Regel unproblematisch und bei vielen Indikationen der Orthopädie und Chirugie unentbehrlich sind.

Jedoch können längst nicht alle für die Knochenbank gewonnenen Präparate letztlich zur Transplantation freigegeben werden. Der Grund liegt in einer bei rund 10 % der Proben nachgewiesenen bakteriellen Kontamination [35, 102, 172]. Malinin et al. [104] geben eine Rate von nur 6,2 % verworfener Präparate von 500 konsekutiven Knochenspendern aus den Jahren 1978 bis 1983 an. Nach neueren Berichten liegt jedoch der Anteil der Knochenspenden, die aufgrund der Screeninguntersuchungen nicht freigegeben werden können, deutlich höher: Stützle et al. [171] geben ein positives (d. h. zum Verwerfen der Knochenspende führendes) Screening in 42 % der Fälle an. Nach Angaben von Basad et al. [14] konnten sogar nur 1/3 der entnommenen Spenden voll durchgetestet und freigegeben werden. Der Hauptgrund für diese mit einem effektiven Funktionieren des Knochenbanksystems kaum noch zu vereinbarenden niedrigen Transplantationsquoten liegt in den allermeisten Fällen in einem besonderen Problem: der nach den aktuellen Richtlinien für die Knochenbankführung [183] unerläßliche 3-Monats-HIV-Test ist oftmals nicht erhältlich.

2.3
Die Bedeutung des HIV-Problems für die Knochentransplantation

Während für die meisten Krankheiten des Spenders, die vor einer Knochentransplantation auszuschließen sind, zuverlässige Tests existieren – inzwischen sind auch Hepatitis-C-Antikörper nachweisbar [129] –, gibt es bislang kein zuverlässiges Verfahren, das eine frühe Diagnostik der HIV-Infektion ermöglicht. Obwohl man davon ausgeht, daß innerhalb von rund 3 Monaten nach einer Infektion mit HIV eine Serokonversion mit dann positivem Antikörpernachweis stattfindet, kann diese bedeutende „diagnostische Lücke" in bestimmten Fällen durchaus länger sein und rund 1 Jahr betragen [30, 67].

Zwar wird die Gefahr der Übertragung von HIV als niedrig eingeschätzt. Buck et al. [22] geben auf der Basis von Daten des amerikanischen „Center for Disease Control" bei rigorosem Spenderscreening eine Rate von über 1:1 Mio. an. Die Autoren weisen aber darauf hin, daß das Risiko einer HIV-Übertragung mit allogenem Knochen bis zu 1:161 betragen kann, wenn man sich lediglich auf die Untersuchung von HIV-Antikörpern allein verläßt. Dies weist auch auf die Probleme der Rekrutierung von Knochenspenden von Multiorganspendern hin, bei denen zwar ein 3-Monats-Test über den Umweg der Blutuntersuchung z.B. eines Nierenempfängers erhältlich wäre, jedoch eine Anamneseerhebung nur noch indirekt möglich ist.

Unbestritten ist HIV nicht nur in Lymphozyten vorhanden, sondern auch im Knochengewebe von HIV-infizierten Patienten nachweisbar [23, 112, 113]. Entsprechend war es nur eine Frage der Zeit, bis der erste Fall einer HIV-Übertragung durch ein Knochentransplantat bei einer Skoliosepatientin publiziert wurde [31, 32].

Beachtung auch in der Öffentlichkeit [165] fand ein weiterer nunmehr wissenschaftlich analysierter Fall [161], der nebenbei auch ein Licht auf die Art der überregionalen, durch private Organisationen getragenen Gewebebankorganisation in den USA wirft, die sich von den überwiegend peripheren, in die Krankenhausabteilungen integrierten Knochenbanken der Bundesrepublik unterscheidet. Anläßlich eines Tankstellenüberfalls wurde ein 22jähriger Mann erschossen. Die Umfelduntersuchungen ergaben keinen Hinweis dafür, daß er einer Risikogruppe angehörte, und die HIV-Antikörperuntersuchungen verliefen negativ. Es wurden 58 Organ- und Gewebespenden entnommen. Herz, Leber und Nieren wurden innerhalb von 24 h transplantiert. Nach den ersten HIV-Infektionsnachweisen bei Organempfängern konnten 52 weitere Gewebespenden nachverfolgt werden. Von den 48 identifizierten Empfängern waren 7 HIV-positiv, nämlich alle 4 Organempfänger sowie 3 Empfänger von tiefgefrorenem Knochenmaterial („fresh frozen bone"). Negativ waren 34 Empfänger, davon 2 Cornea-Empfänger, 3 Patienten, die lyophilisiertes Gewebe erhalten hatten, 25 Empfänger von äthanolbehandeltem Knochen, 3 Empfänger von γ-bestrahlter Dura mater sowie ein 69jähriger Mann, der im Rahmen einer Hüftprothesenrevisionsoperation ein tiefgefrorenes proximales Femurstück erhielt, das bei der Operation extensiv aufgeraspelt, gespült und anscheinend von allen Markanteilen befreit wurde.

Die Analyse dieses Falls – Infektion von Empfängern frischen oder nur tiefgekühlten Gewebes, jedoch kein Infektionsnachweis bei Empfängern von Material, das bestimmten zusätzlichen Behandlungsverfahren unterzogen worden war – weist in die Richtung, in die gegenwärtig die Bemühungen verschiedener Arbeitsgruppen gehen, um die Gefahr einer HIV-Übertragung durch Knochentransplantate weiter zu reduzieren: Wünschenswert wäre ein Behandlungsverfahren für Knochentransplantate, das zu einer HIV-Inaktivierung von potentiell kontaminiertem Gewebe führt, ohne die positiven Eigenschaften allogener Knochentransplantate zu beeinträchtigen.

2.4
Behandlungsverfahren für Knochentransplantate

2.4.1.
Übersicht – HIV-Inaktivierungsverfahren

Nach Untersuchungen von McDougal et al. [110] ist HIV außerordentlich thermolabil. Die Inkubation bei 56 – 60 °C führt nach diesen Angaben im flüssigen Medium innerhalb von wenigen Minuten zur Inaktivierung, in lyophilisiertem Zustand langsamer (ca. Faktor 80). Unterschiedliche Suszeptibilität von HIV gegenüber thermischen Inaktivierungsverfahren im feuchten und lyophilisierten Zustand wird auch von Levy et al. [98] beschrieben. Resnick et al. beschreiben neben verschiedenen chemischen Verfahren die thermische Inaktivierung von HIV bei 56 °C nach 30 min [139]. Weitere grundlegende Untersuchungen von Spire et al. [166], die die hohe Thermolabilität bei 56 °C bestätigten, schlossen Untersuchungen zur Strahlensensibilität ein. Dosen unter 10^5 rad führten nicht zu einer Änderung der Infektiosität, erst ab einer Dosis von $2,5 \times 10^5$ rad waren die untersuchten Proben nicht mehr infektiös. Dagegen konnten Knaepler et al. [87] erst bei einer 6fach höheren Dosis, nämlich bei 15 kGy [1] eine Virusinaktivierung nachweisen, nicht jedoch bei Dosen von 10 kGy und weniger.

Grundsätzlich kommen also zur HIV-Inaktivierung chemische, radiologische und thermische Verfahren in Betracht. Die Anwendung dieser Verfahren am Knochen ist mit jeweils verschiedenen Problemen behaftet, die bei der Auswahl eines geeigneten Verfahrens für die Behandlung von allogenen Knochentransplantaten zu berücksichtigen sind.

2.5
Chemische Verfahren

2.5.1
Ethylenoxid (EO)

Die Verwendung von EO ist als gängiges Sterilisationsverfahren bekannt. Die Anwendung zur Behandlung von demineralisierter Knochenmatrix wird beispielsweise von Hallfeldt et al. [60] empfohlen, die dieses Verfahren experimentell im Vergleich mit γ-Bestrahlung, Alkoholbehandlung und Autoklavierung untersuchten. Auch andere Autoren berichten von erfolgreichen Transplantationen EO-behandelter Allotransplantate [78, 132, 174]. Probleme der EO-Anwendung liegen zum einen in den erforderlichen langen Desorptionszeiten von bis zu 15 Tagen [108], da die Substanz laut MAK-Liste als karzinogen eingestuft ist und laut BGA [24] die EO-Rückstände in sterilisierten Materialien unterhalb der Nachweisgrenze liegen sollen (<1 ppm). Die von den oben genannten Autoren beschriebene weitgehende Erhaltung der osteoinduktiven Eigenschaften von Knochentransplantaten nach EO-Behandlung wird im übrigen von anderen Autoren bestritten [7]. Auch Rauch et al. [135], die Untersuchungen an Achillessehnen durchführten, warnen vor der Anwendung von EO für die Behandlung von humanem Gewebe, das zur Transplantation verwendet wird, vor allem

---

[1] 10^5 rad = 1 kGy

wegen der Toxizität und dem ungeklärten Desorptionsverfahren. Jackson et al. [75] berichten über persistierende intraartikuläre Probleme bei 7 Patienten mit vorderem Kreuzbandersatz durch ein EO-sterilisiertes mittleres Patellarsehnendrittel, die erst nach Explantation sistierten. In einem Fall wurde chromatographisch ein toxisches Abbauprodukt von EO (Ethylenchlorhydrin) in der Synovialflüssigkeit nachgewiesen. Konsequenterweise haben diese Autoren die Anwendung EO-behandelter Transplantate aufgegeben. Auch Roberts et al. [143] raten von der Verwendung derartiger EO-behandelter Transplantate ab. Sie registrierten in einer 2jährigen Nachbeobachtungszeit Fehlschläge bei 19 von 36 Patienten und konnten eine völlige Auflösung des Transplantats ("graft dissolution") in 22 % ihrer Fälle nachweisen.

2.5.2
Alkohole

Gute Ergebnisse mit der Äthanolsterilisierung von decalcifizierter Knochenmatrix (DKM) werden von Hallfeldt et al. bei experimentellen Untersuchungen an der Schafstibia [60] angegeben. Die klinischen Ergebnisse mit 500 gefriergetrockneten und in einem Chloroform-Methanol-Gemisch sterilisierten Knochentransplantaten bei 228 Patienten werden von Delloye u. Buccafusca [41] in 87 % der Fälle mit „excellent" oder „good" bewertet. Eine Alkohol- und Ätherexposition von decalifizierter Knochenmatrix wurde von Gepstein et al. [56] angegeben, die damit erfolgreich kortikale Defekte in Rattenradii überbrückten. Für die direkte Anwendung am Knochen [106] muß jedoch beachtet werden, daß aufgrund der schlechten Diffusionsfähigkeit von Äthanol im Knochen mit diesem Alkohol eine HIV-Inaktivierung nicht zuverlässig erzielt wird [87].

2.5.3
Peressigsäure

Denner et al. [40] stellen das Verfahren des Instituts für Transfusiologie und Transplantologie der medizinischen Fakultät Charité der Berliner Humboldt-Universität vor. Obwohl von den Autoren aufgrund der tierexperimentellen Ergebnisse eine potentielle Schädigung osteoinduktiver Substanzen des Knochenmaterials durch die Säure diskutiert wird, wird bei 229 Patienten eine „sehr gute Einheilung" in 100 % der Fälle beschrieben.

2.5.4
Weitere chemische Verfahren

Ozon ist nach Untersuchungen von Röder et al. [144] zur Sterilisierung von HIV-infiziertem Knochen ebensowenig geeignet wie Cialit [145].

  Das prinzipielle Problem bei der Anwendung chemischer Behandlungsverfahren liegt darin, die verwendeten Substanzen nach erfolgter Einwirkung wieder aus den Knochenpräparaten zu entfernen, um nicht zusätzliche Probleme durch Einbringen potentiell toxischer Substanzen in den Empfängerorganismus bei der Transplantation zu verursachen.

2.6
Bestrahlung

Nach Ergebnissen von Ascherl et al. [5] am Kaninchen führt eine Bestrahlung allogener Transplantate mit 1,5–2,5 Mrad dazu, daß die Transplantate nur bindegewebig, aber nicht knöchern einheilen und hierdurch zusätzlich die Eigenleistung des Wirtslagers hemmen.

Untersuchungen von Buring u. Urist [2] zeigten, daß die Fähigkeit der Knochenmatrix zur Induktion von Knochenwachstum verlorengeht, wenn Strahlendosen eingesetzt werden, die zur Sterilisation der Knochentransplantate erforderlich sind (2–4 Mrad). Interessanterweise beobachteten die Autoren eine vermehrte Induktion nach niedriger Bestrahlung mit 0,2–0,5 Mrad. Auch von weiteren Autoren wird auf die Zerstörung osteoinduktiver Faktoren durch die Bestrahlung [135, 153, 173] hingewiesen. Decalcifizierte Knochenmatrix, die mit 25 kGy bestrahlt wurde, erwies sich bei experimenteller Überbrückung eines Ulnadefekts beim Hund als ineffektiv [154]. Gibbons et al. [57] fanden erhebliche Beeinträchtigungen in den mechanischen Eigenschaften von Knochen-Lig.patellae-Knochentransplantaten des Schafes nach 3 Mrad Exposition, nicht jedoch nach einer Bestrahlung von 2 Mrad.

Dem stehen gute Ergebnisse von Hallfeldt et al. [60] entgegen, die mit 25 kGy [2] bestrahlte Transplantate am Bohrlochmodell der Schafstibia verwendeten. Die klinische Beobachtung von 32 bestrahlten Allotransplantaten (2,5 Mrad) an 20 Kniegelenken durch Stockley et al. [169] ergab eine radiologische Einheilung in allen Fällen, jedoch frakturierten später 2 Allotransplantate und in 3 Fällen war eine Revisionsoperation wegen einer Infektion erforderlich.

Insgesamt gehen offensichtlich die Meinungen über die Brauchbarkeit strahlensterilisierter Transplantate auseinander. Festzuhalten ist, daß eine hohe Dosis von etwa 2,5 Mrad erforderlich ist für eine suffiziente Sterilisierung [19, 42, 80]. Die Schädigung der osteoinduktiven Eigenschaften von Knochentransplantaten wird von den meisten Autoren als dosisabhängig angesehen. Insgesamt ist dieses Verfahren offenbar nur bedingt für die klinische Anwendung geeignet.

Hinzu kommen erhebliche logistische Probleme. Derartig hohe Strahlendosen können nicht in praktikabler Weise an Kliniken appliziert werden, sondern sind nur in einigen Industrieanlagen in der Bundesrepublik Deutschland zu erreichen[3]. Damit wären entsprechende Transporte – unter Gewährleistung der dauerhaften −70 °C-Kühlung – und zusätzliche Kosten verbunden.

---

2 10 KGy = 1 Mrad.
3 In einer kliniküblichen Co^{60}-Strahlenquelle würde die Applikation einer Dosis von 2,5 Mrad rund 100 h Dauerbestrahlung benötigen (persönliche Mitteilung von OA Dr. Rübe, Abteilung für Strahlentherapie, Klinikum Großhadern)

2.7
Thermische Verfahren

2.7.1
Autoklavierung

Harrington et al. [61] berichten über die Anwendung autoklavierter Transplantate in der Tumorchirurgie: bei 42 Patienten wurden die befallenen Segmente reseziert, mit dem Ziel der Zerstörung der Tumorzellen autoklaviert und anschließend replantiert. Im Laufe der Nachbeobachtungszeit von fast 5 Jahren traten nur 5 Pseudarthrosen auf, und die Einheilung wurde in den übrigen Fällen nach radiologischen Kriterien als vollständig beschrieben. Ebenfalls gute Ergebnisse mit dieser Technik in der Behandlung von 7 Chondrosarkompatienten berichten Smith u. Struhl [162] mit einer Nachbeobachtungszeit von 14–24 Jahren.

Köhler et al. [91] fanden keine Beeinträchtigung mechanischer Eigenschaften von kortikalem Knochen durch den Autoklavierungsprozeß. Die in 81 von 83 Fällen erfolgreiche Verwendung autoklavierter Knochenspäne beim Hüfprothesenwechsel wird von Wagner u. Pesch [179] beschrieben.

Über die erfolgreiche Deckung von 27 Kalottendefekten mit autologem autoklaviertem Knochen berichten Osawa et al. [124].

Negative Aspekte autoklavierter allogener Knochentransplantate werden von Knaepler et al. [85] hevorgehoben: die Autoren fanden sowohl bei der mechanischen Testung wie auch im Tierversuch (Rattentibiadiaphyse) und bei vereinzelter klinischer Anwendung ein deutlich schlechteres Einbauverhalten als bei konventionellen Transplantaten. Negative Auswirkungen des Autoklavierens mit deutlich verzögertem Einbau und Remodeling werden auch bei der Auffüllung von Ulnadefekten beim Kaninchen von Saraf et al. [149] beschrieben. In den bereits zitierten vergleichenden Untersuchungen von Hallfeldt et al. [60] führte die Autoklavierung zum völligen Versagen des Transplantats.

Die geschilderten Differenzen zwischen anscheinend problemarmer klinischer Anwendbarkeit und schlechten Ergebnissen mit autoklavierten Transplantaten im experimentellen Vergleich verblüffen zunächst. Jedoch muß hervorgehoben werden, daß vor allem bei der Anwendung sog. „massiver" Allotransplantate wie in den geschilderten Fällen aus der orthopädischen Tumorchirurgie das klinische Funktionieren dieser Transplantate keineswegs gleichbedeutend ist mit einer biologischen Integration.

So wurde in dem Krankengut von Smith u. Struhl [162] 11 Jahre nach der Transplantation ein histologisches Präparat gewonnen, in dem sich noch avitale Knochenanteile nachweisen ließen. Die Autoren weisen darauf hin, daß der röntgenologisch erkennbare Remodelingprozeß sich bei diesen Transplantaten über einen Zeitraum von 2 Jahrzehnten erstreckt. Ebenso fanden Wagner u. Pesch [179] in einem Präparat mit 29 Monate zurückliegender Operation ein Nebeneinander von vitalem und avitalem Knochengewebe. Aus dem Krankengut von Harrington et al. [61] wurde bei 6 Patienten zwischen 12 und 50 Monaten postoperativ Biopsiematerial entnommen. Bei 3 dieser Patienten wurde ein partieller aber nicht vollständiger Ersatz des Transplantats durch vitalen Knochen beobachtet, 2 zeigten „anscheinend vollständigen" Ersatz durch vitalen Knochen, und in 1 Fall fanden sich 50 Monate nach der Operation kein

Ersatz durch vitalen Knochen, kein Einwachsen, aber auch keine Resorptionserscheinungen.

Hinzuweisen ist in dem Zusammenhang auch auf die Beobachtungen von Enneking u. Mindell [47] an massiven humanen, konventionell tiefgekühlten Allotransplantaten. Die Autoren hatten die Gelegenheit, 16 Transplantate zwischen 4 und 65 Monaten postoperativ histologisch zu untersuchen. Die Autoren fanden, daß es an der Transplantat-Lager-Grenze zwar allmählich zu einer Einheilung kommt. Das Einwachsen blieb jedoch auf die oberflächlichen Schichten der Transplantate beschränkt und machte nach 5 Jahren erst rund 20% des Transplantatvolumens aus. Diese Anmerkungen sollen die Schwierigkeiten illustrieren, die bei der rein klinischen Beurteilung insbesondere von Großtransplantaten bestehen. Auch nicht autoklavierte Transplantate können jahrelang ihre Funktion erfüllen, ohne vollständig integriert zu werden. Wenn also mit großen Transplantaten nach Autoklavierung eine Wiederherstellung der klinischen Funktion z. B. beim Schädelkalottendefekt gelingt, so sagt dies noch nichts aus über die Qualität dieser Transplantate in einer Situation, in der es auf ihre osteoinduktiven Eigenschaften ankommt. Derartige Transplantate können u. U. in diesem Sinne wertlos sein und sich wie Prothesen verhalten, die ja auch eine klinische Wiederherstellung der Funktion bewirken. Um die Effekte der Autoklavierung auf die biologische Qualität von Knochentransplantaten zu beurteilen, erscheinen daher exakte experimentelle Ansätze aussagefähiger. Nach experimentellen Befunden aber werden autoklavierte Transplantate übereinstimmend als minderwertig angesehen.

Darüber hinaus liegen neben den genannten kritischen Beobachtungen zur klinischen Anwendung autoklavierter Präparate von Knaepler et al. [85] nunmehr aus jüngster Zeit erste, gut dokumentierte, nicht befriedigende klinische Ergebnisse mit autoklavierten Transplantaten von Matsubara et al. [109] vor.

2.7.2
Niedrigere Temperaturen

Wie oben geschildert, reichen zur HIV-Inaktivierung bereits Temperaturen von 56–60 °C aus. Bei der Zubereitung von Gerinnungsfaktorkonzentraten, die aus gepooltem Plasma hergestellt werden, hat sich zu diesem Zweck die 60 °C-Inkubation zur HIV-Inaktivierung bewährt [63]. Erste Vorschläge zur Anwendung entsprechender Erwärmungsverfahren für allogene Knochentransplantate datieren aus dem Jahr 1988 [92, 93]. Von Staudte u. Breickmann [167] wird eine Inkubation im Wärmeschrank bei 85 °C für 90 min vorgeschlagen. Über gute experimentelle Ergebnisse mit der Thermoinkubation im 80 °C warmen Wasserbad bei Tibidiaphysen von Ratten berichten Knaepler et al. [86].

2.7.3
Mikrowelle

Über die theoretisch denkbare Anwendung der Mikrowellenerhitzung für Knochentransplantate ist bislang nicht berichtet worden. Jedoch dürften Probleme daraus entstehen, daß bei Anwendung dieses Verfahrens die Erwärmung mit einer sehr inhomogenen Temperaturverteilung verbunden ist [25]. Entsprechend schwierig dürfte daher der Nachweis zu führen sein, daß eine suffiziente Erwärmung nicht nur in der jeweils unmittelbaren Umgebung einer Meßsonde in einem Präparat erreicht ist, sondern in dem gesamten zur Erhitzung vorgesehenen Material.

2.8
Knochenersatzmaterialien

Eine qualitativ andere Möglichkeit, einen knöchernen Defekt aufzufüllen, besteht in der Anwendung eines Knochenersatzmaterials. Hier sind v. a. 2 am häufigsten gebrauchte Substanzen zu nennen, nämlich Hydroxylapatit und Tricalciumphosphat. Hydroxylapatit $[Ca_{10}(PO_4)_6(OH)_2]$ ist das im Organismus hauptsächlich vorkommende Knochenmineral [37]. Es handelt sich um ein Calciumphosphat mit einem durchschnittlichen Ca/P-Verhältnis von 1,6:1, das im biologischen Milieu stabil ist [146]. Andere Calciumphosphate, so auch Tricalciumphosphat $[Ca_3(PO_4)_2]$, sind löslich [146] und daher nur bedingt brauchbar, wenn bei der Auffüllung eines Knochendefekts mechanische Stabilität erwartet wird. Es erscheint sinnvoll, eine als Knochenersatzmaterial konzipierte Substanz in die Untersuchung von allogenen Knochentransplantaten einzuschließen, um vergleichend die Unterschiede in der knöchernen Einheilung zwischen einem Ersatzmaterial und dem biologischen Material des Knochentransplantats aufzuzeigen.

2.9
Fragestellung und Konzept der vorliegenden Untersuchung

Die Verfügbarkeit von allogenen Knochentransplantaten kann nur verbessert werden, wenn man ein Verfahren zur HIV-Inaktivierung anwendet. Wie oben dargelegt, stellt wegen der Länge der diagnostischen Lücke selbst ein rigoroses Eintreiben des 3-Monats-HIV-Tests nicht endgültig sicher, daß bei negativem Ergebnis die Übertragung ausgeschlossen ist. Unter Abwägung der oben erläuterten Gesichtspunkte der verschiedenen Inaktivierungsverfahren erscheint ein thermisches Verfahren am geeignetsten. In Kenntnis der Feststellung von Urist u. Strates, nach denen das „Bone-morphogenetic-Protein" (BMP) mit steigenden Temperaturen kontinuierlich an Aktivität verliert [176, 177], wurde eine Temperatur von 65 °C zur Behandlung der Knochentransplantate für die vorliegenden Untersuchungen gewählt. Hierdurch ist zu erwarten, daß zum einen eine suffiziente Inaktivierungstemperatur mit einer zusätzlichen Sicherheitsmarge (9 ° über der erforderlichen Mindesttemperatur) vorliegt, zum anderen aber die osteoinduktive Potenz der Transplantate möglichst wenig beeinträchtigt wird. Da die Wärmeübertragung in die Knochensubstanz in flüssigem Medium [18] besser ist als in Luft, wurde zur Applikation die Inkubation im Wasserbad gewählt.

Die Fragestellung der vorliegenden Untersuchung umfaßt 3 Hauptpunkte, die in der Tabelle 1 noch einmal zusammengefaßt sind.

Die Voraussetzung für die Anwendung von Knochentransplantaten in der orthopädischen Chirurgie ist bei den meisten Indikationen eine mechanische Stabilität der Transplantate. Zunächst wird daher untersucht, ob und gegebenenfalls in welchem Ausmaß die mechanischen Eigenschaften allogener Knochentransplantate durch die Thermoinkubation beeinflußt werden.

	Fragestellung	Durchgeführte Untersuchungen
Tabelle 1. Konzept: Untersuchungen zur Thermoinkubation allogener Knochentransplantate.	Mechanische Prüfung	Einfluß der Thermoinkubation auf die mechanischen Eigenschaften allogener spongiöser Knochentransplantate, Vergleich mit Autoklavierung
	Biologisches Experiment	Prüfung des Einwachsverhaltens thermoinkubierter allogener Knochentransplantate im Tierexperiment (Bohrlochmodell Kaninchen-Femurkondylus); Vergleich mit konventionellen Transplantaten sowie Leerloch; ergänzende Untersuchung zweier Knochenersatzmaterialien
	Klinische Anwendung	Pilotstudie: Klinische Ergebnisse mit thermoinkubierten, allogenen Knochentransplantaten im Vergleich mit konventionellen Knochentransplantaten

Im nächsten Untersuchungsschritt wird die knöcherne Integration thermoinkubierter Knochentransplantate im Tierexperiment analysiert. Als Vergleich dienen dabei konventionelle, d.h. normale, tiefgekühlte allogene Transplantate ohne zusätzliche Vorbehandlung, wie sie der üblichen klinisch-praktischen Anwendung entsprechen. Um die Unterschiede bei der Verwendung biologischen Materials und eines Knochenersatzmaterials zu ermitteln, werden darüber hinaus vergleichend die Einheilungsvorgänge bei Verwendung eines Knochenersatzmaterials aus korallinem Hydroxylapatit analysiert.

Abschließend werden die ersten kurz- und mittelfristigen Ergebnisse der klinisch-operativen Anwendung thermoinkubierter allogener Knochentransplantate vorgestellt und den Ergebnissen eines Vergleichskollektivs mit konventionellen Knochentransplantaten gegenübergestellt.

3 Mechanische Eigenschaften thermisch behandelter Spongiosa

3.1
Vorbemerkungen

Fast ausnahmslos wird für die allogene Knochentransplantation spongiöser Knochen angewendet. Kortikale Transplantate bzw. sog. Großtransplantate stellen eine Ausnahme bei seltenen Tumoroperationen dar.

Bei verschiedenen Indikationen der Knochentransplantation sind an die Transplantate unterschiedliche Anforderungen zu stellen. Bei der Auffüllung gutartiger Knochenzysten z. B. kann die Einheilung ohne wesentliche Belastung erfolgen, wenn die knöchernen Strukturen der Umgebung, insbesondere intakter kortikaler Knochen, die Stabilität gewährleisten.

In anderen Fällen ist eine primäre mechanische Festigkeit erforderlich. Dies gilt insbesondere für die häufigste Anwendung bei Prothesenwechseloperationen, wenn mit einem Knochentransplantat ein Defekt aufgefüllt wird, in dem anschließend wiederum prothetische Implantate verankert werden.

Nicht zuletzt soll ein Transplantat auch in der Lage sein, den für die Knochenbildung wichtigen mechanischen Reiz zu übertragen. Mechanische Kräfte stellen, entsprechend der Funktion des Knochens als Stützgewebe, als biologischer Reiz einen wichtigen Faktor in der Physiologie des Knochens dar [118].

Wenn also Knochentransplantate vor der Anwendung einem bestimmten zusätzlichen Behandlungsverfahren unterworfen werden, so stellt sich die Frage, ob und ggf. in welchem Ausmaß durch dieses Verfahren die mechanischen Eigenschaften des zu transplantierenden Materials beeinflußt werden.

3.2
Material und Methode

Die Untersuchungen wurden an 24 humanen Femurköpfen durchgeführt, die post mortem gewonnen und zunächst tiefgefroren wurden. Entsprechend der physiologischen Verlaufsrichtung der Trabekel wurden mit Hilfe eines speziellen Hohlbohrers in einem Winkel von 60° zur Linie zwischen Fovea capitis femoris und dem Hüftkopfmittelpunkt zylindrische Proben von 12 mm Durchmesser gewonnen (Abb. 1 u. 2). Die gewonnenen Proben wurden dann auf eine Länge von 20 mm gekürzt und an der Oberfläche planparallel geschliffen (Abb. 3 u. 4).

Es wurden 2 Erwärmungsverfahren jeweils im Vergleich mit den unbehandelten Hüftköpfen der Gegenseite untersucht. Bei dem einen als Thermoinkubation bezeichneten Verfahren wurden die Präparate nach doppelter luftarmer Folieneinschweißung für 24 h in ein 65 °C-Wasserbad mit kontinuierlicher Strömung und auto-

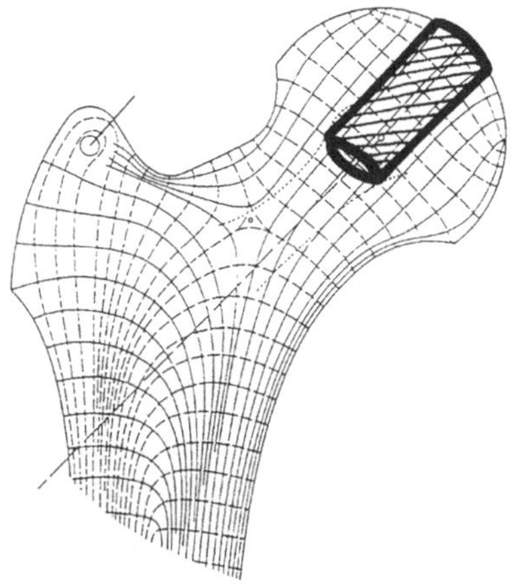

Abb. 1. Entnahmestelle des Knochenzylinders. Bei einem CCD-Winkel von 130 ° wird auf diese Weise eine Probe mit weitgehend längsorientierten Trabekeln gewonnen (Nach [127])

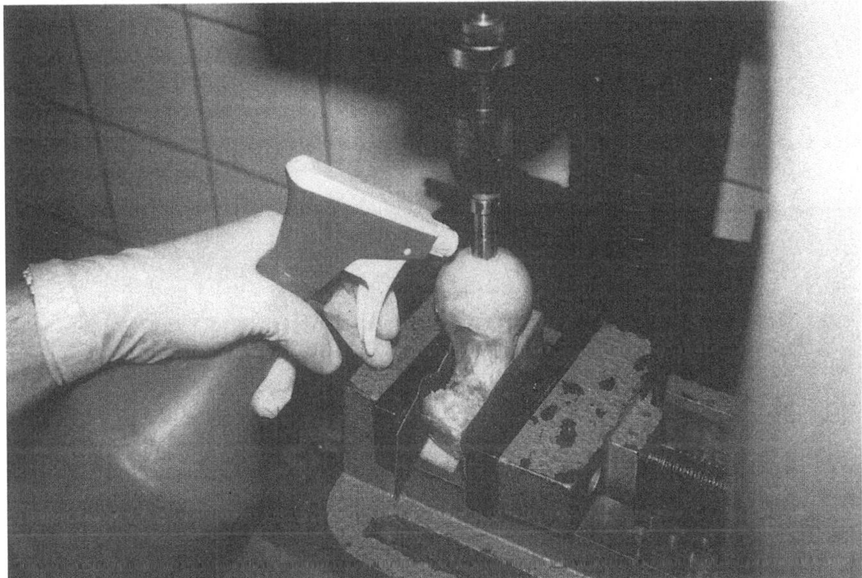

Abb. 2. Bohrvorgang

matischer Temperaturkontrolle gebracht[4] (Abb. 5). Bei dem anderen Verfahren wurde eine Wasserdampfsterilisation von 135 °C über 60 min angewendet. Es wurden jeweils die kompletten Hüftköpfe der Behandlung unterzogen.

Die mechanische Prüfung der Knochenproben erfolgte mit Hilfe einer Universalprüfmaschine [5]. Dabei wurden die Proben mit einer konstanten Geschwindigkeit von

---

4 Julabo 20 B, VC/3, Julabo GmbH, 77960 Seelbach.
5 Fa. Zwick, Typ 7025-3, Baujahr 1971, 89079 Ulm/Donau

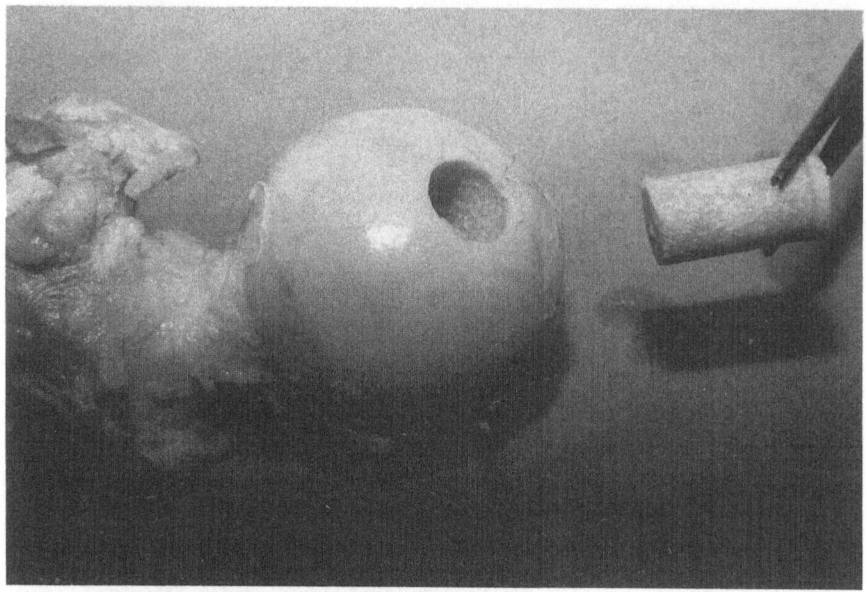

Abb. 3. Entnahme des Knochenzylinders

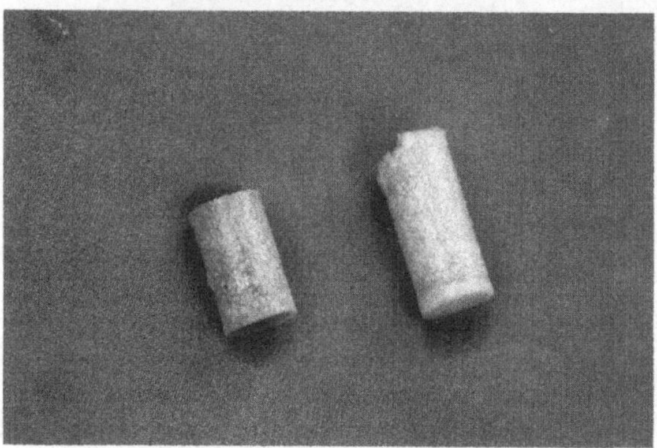

Abb. 4. Unpräparierter (rechts) sowie für die Messung fertig präparierter (links) Knochenzylinder

0,07 mm/s in Längsrichtung zusammengedrückt (Abb. 6 u. 7). Aus den Spannungs-Dehnungs-Diagrammen konnten dann E-Modul und maximale Bruchfestigkeit der Proben ermittelt werden.

Hinsichtlich der mechanischen Eigenschaften des spongiösen Knochens ist eine gewisse individuelle Variationsbreite zu erwarten, die z. B. vom Alter, Geschlecht und Trainingszustand abhängt. Um diesen Unterschieden Rechnung zu tragen, wurden alle Versuche im autologen Rechts/links-Vergleich durchgeführt, wobei die unbehandelte Gegenseite jeweils als Kontrolle diente. Es wurde also von jeweils einem Leichenpräparat der eine Hüftkopf einer Behandlung unterzogen, während der gegenseitige Hüftkopf desselben Individuums als Kontrolle diente.

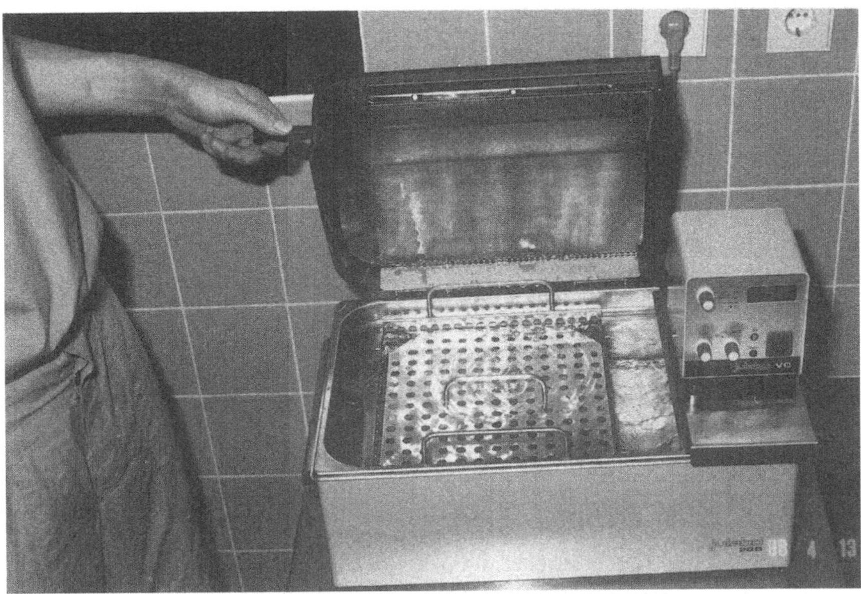

Abb. 5. Wasserbad-
inkubationsgerät

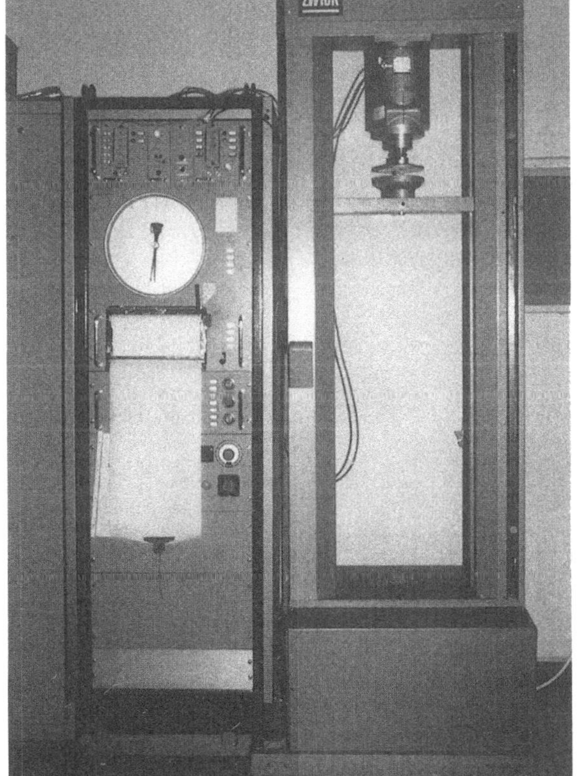

Abb. 6. Knochenprobe in der Universalprüfmaschine, Beginn der Messung. *Rechts* Kraftmeßdose mit Kraftaufnehmer, *dazwischen* Knochenprobe, *darunter* doppelschnekkengetriebener Support. *Links* Steuereinheit mit Anzeige und automatischem Meßmitschrieb

Abb. 7. Detail: Knochenprobe in der Universalprüfmaschine

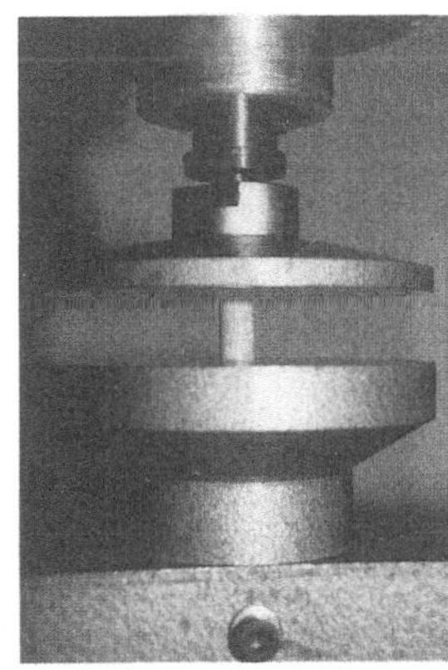

Für jedes der beiden untersuchten Behandlungsverfahren wurden 6 Versuche und entsprechend je 6 Kontrollversuche durchgeführt. Die statistische Auswertung konnte, da jeweils beide Femurköpfe derselben Leichen untersucht wurden, mit dem Wilcoxon-Test für paarig verbundene Stichproben erfolgen.

3.3
Ergebnisse

3.3.1
Maximale Bruchfestigkeit

Die bei 65 °C über 24 h behandelten Proben zeigten keine signifikante Änderung der maximalen Druckspannung (Abb. 8). Die Meßwerte der behandelten Proben liegen durchschnittlich um 0,4 % unter denen der unbehandelten Kontrollgruppe. Bestätigt wurde bei allen Messungen die erwartete deutliche Variabilität zwischen den einzelnen Individuen.

Dagegen zeigten die mit 135 °C über 60 min einem Sterilisationszyklus unterworfenen Proben eine im Mittel um 19,1 % verminderte maximale Druckspannung als Maß der maximalen Bruchfestigkeit im Vergleich zu der unbehandelten Kontrollgruppe (Abb. 9). Diese Verminderung der Druckfestigkeit ist statistisch signifikant (p < 0,05).

3.3.2
E-Modul

Für die mit 65 °C über 24 h behandelten Proben konnte keine statistisch signifikante Änderung des E-Moduls gegenüber der unbehandelten Kontrollgruppe ermittelt werden (Abb. 10). Der Mittelwert des E-Moduls betrug 607,7 N/mm^2 für die wärmebehandelten Proben und 610,1 N/mm^2 für die Proben der Kontrollgruppe.

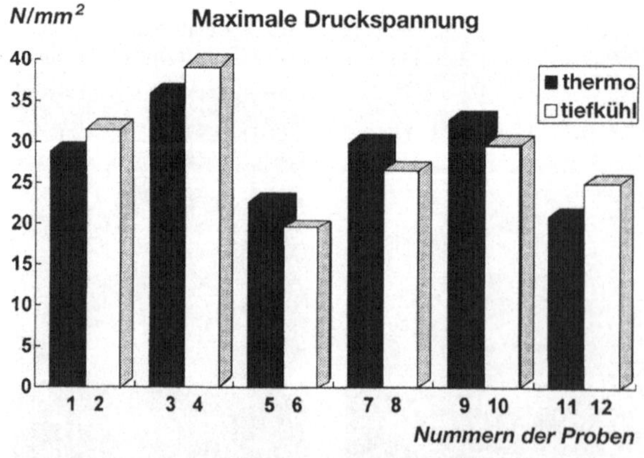

Abb. 8. Thermoinkubierte Proben (65 °C) im Vergleich mit den autologen Kontrollen (alleinige normale Tiefkühlung). Maximale ertragene Druckspannungen als Maß der Bruchfestigkeit. Jedes Säulenpaar visualisiert, wie auch in den folgenden Abbildungen, den Unterschied zwischen behandelter und unbehandelter Probe desselben Individuums. Der Mittelwert beträgt hier für die thermoinkubierten Proben 28,50 (+/− 5,29) N/mm², bei den Kontrollen 28,44 (+/− 6,18) N/mm². Statistisch ergibt sich hier kein signifikanter Unterschied (Wilcoxon-Test für paarig verbundene Stichproben). Die Druckfestigkeit der Spongiosaproben wird also durch die Thermoinkubation nicht meßbar beeinträchtigt

Abb. 9. Hitzesterilisierte Proben (135 °C) im Vergleich mit autologen Kontrollen (alleinige normale Tiefkühlung). Maximale ertragene Druckspannungen als Maß der Bruchfestigkeit. Mittelwert 22,79 (+/− 4,41) N/mm^2 für die sterilisierten Proben, 26,94 (+/− 4,32) N/mm^2 für die Kontrollen. Signifikant verminderte Druckfestigkeit der sterilisierten Proben ($p < 0,05$) (Wilcoxon-Test für paarig verbundene Stichproben)

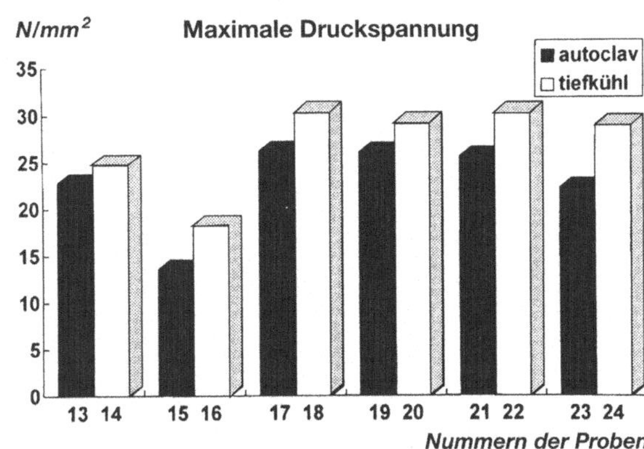

Abb. 10. Thermoinkubierte Proben (65 °C) im Vergleich mit autologen Kontrollen (alleinige normale Tiefkühlung). Elastizitätsmodul als Maß der mechanischen Steifigkeit. Kein signifikanter Unterschied zwischen den 65 °C-thermoinkubierten Proben und den Kontrollen (Wilcoxon-Test für paarig verbundene Stichproben). Der E-Modul wird also durch die Thermoinkubation nicht signifikant (n.S.) beeinträchtigt

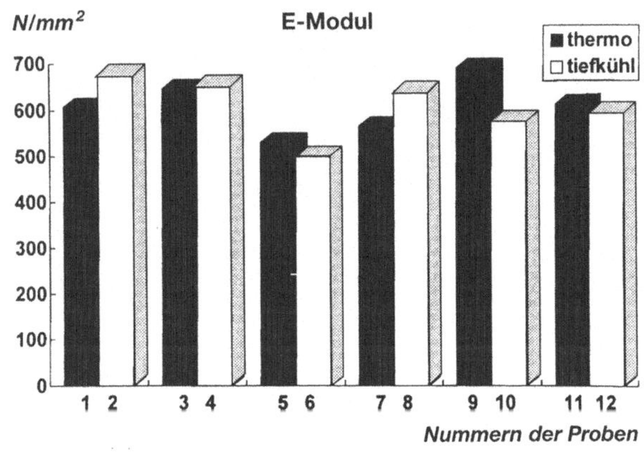

Abb. 11. Hitzesterilisierte Proben (135 °C) im Vergleich mit autologen Kontrollen (alleinige normale Tiefkühlung). Elastizitätsmodul als Maß der mechanischen Steifigkeit. Im Wilcoxon-Test für paarig verbundene Stichproben signifikant ($p < 0,05$) verminderter Elastizitätsmodul der hitzesterilisierten Spongiosaproben

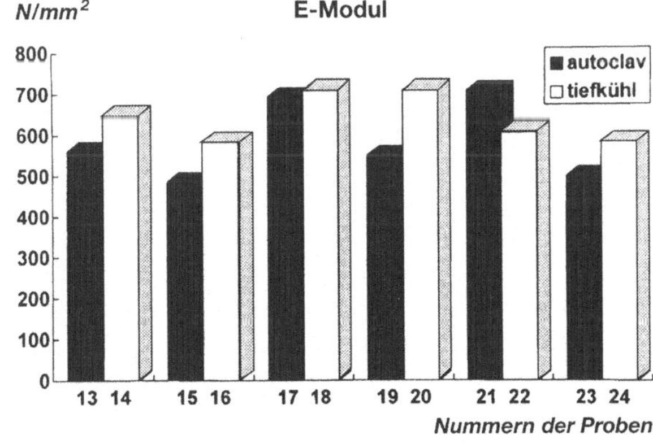

Tabelle 2. Einzelwerte der Messungen der verschiedene Knochenproben
T 65 °C/24 h, S 135 °C/1 h, / keine thermische Vorbehandlung, *F-max* maximale Kraft am Bruchpunkt,
P-max maximaler Druck am Bruchpunkt, Δ *l/5000 N* Längendifferenz im elastischen Bereich bei
5000 N, *E* Elastizitätsmodul, *Diff.* prozentuale Differenz der Meßwerte der thermisch behandelten zur
unbehandelten Probe

Probe	F-max [N]	P-max [N/mm²]	Diff. [%]	Δl/5000N [mm]	E [N/mm²]	Diff. [%]
01-T	2550	28,84		1,46	607,69	
02-/	2790	31,55	−9,4	1,30	677,53	−11,5
03-T	3180	35,96		1,36	647,76	
04-/	3460	39,13	−8,8	1,35	654,95	−1,1
05-T	2000	22,62		1,67	531,04	
06-/	1690	19,11	+15,5	1,77	499,53	+6,0
07-T	2640	29,86		1,56	566,78	
08-/	2320	26,24	+12,1	1,38	640,72	−13,1
09-T	2900	32,80		1,28	693,48	
10-/	2620	29,63	+9,7	1,53	577,89	+16,7
11-T	1850	20,92		1,44	614,02	
12-/	2210	24,99	−19,5	1,49	595,41	+3,1
Mittelwert			M: −0,4			M: +0,2
Medianwert			M: −2,0			M: +1,8
Standardabweichung			x: 14,3			x: 11,2
13-S	2020	22,85		1,58	561,39	
14-/	2190	24,77	−8,4	1,37	647,73	−15,3
15-S	1200	13,57		1,82	487,15	
16-/	1610	18,21	−34,1	1,52	583,61	−19,8
17-S	2320	26,24		1,28	693,48	
18-/	2680	30,31	−15,5	1,25	710,20	−2,4
19-S	2310	26,13		1,60	550,93	
20-/	2580	29,18	−11,6	1,25	710,20	−28,5
21-S	2270	25,67		1,25	710,20	
22-/	2670	30,20	−14,9	1,46	607,69	+14,4
23-S	1970	22,28		1,72	499,54	
24-/	2560	28,95	−29,9	1,52	583,61	−16,8
Mittelwert			M: −19,1			M: −11,5
Medianwert			M: −19,2			M: −7,1
Standardabweichung			x: 9,9			x: 15,3

Die Berechnung der Werte der hitzesterilisierten Proben ergab einen mittleren
E-Modul von 583,8 N/mm², bei der Kontrollgruppe errechnete sich ein mittlerer
E-Modul von 640, 5 N/mm². Dieser Unterschied ist statistisch signifikant (p < 0,05).

Durchschnittlich wiesen die sterilisierten Proben einen um 11,5 % niedrigeren
E-Modul im Vergleich zur Kontrollgruppe auf (Abb. 11).

Alle Einzelwerte der Messungen sind in der Tabelle 2 dokumentiert. Eine zusammenfassende Darstellung der Mittelwerte mit Standardabweichungen zeigt die Tabelle 3.

Tabelle 3. Zusammenfassende Darstellung der Mittelwerte und Standardabweichungen der Messungen von maximaler Druckspannung (p_{max}) und Elastizitätsmodul

	p_{max} (N/mm_2)	+/−	E-Modul (N/mm^2)	+/−
Thermoinkubiert bei 65 °C	28,50	5,29	610,13	52,47
Autologe Kontrolle	28,44	6,18	607,67	59,08
Hitzesterilisiert bei 135 °C	22,79	4,41	583,78	87,59
Autologe Kontrolle	26,94	4,32	640,51	53,72

3.4
Diskussion

Wenn die hier vorgestellten Ergebnisse mit Angaben in der Literatur verglichen werden sollen, so sind zunächst wichtige generelle Gesichtspunkte für die mechanische Untersuchung von Knochenproben zu erwähnen. Zunächst darf man davon ausgehen, daß das Einfrieren der Proben und anschließende Auftauen die mechanischen Parameter nicht wesentlich beeinflußt [29,94], wenn die Proben nach dem Auftauen ausreichend lang (30–60 min) [158, 168] an die Umgebungstemperatur angepaßt werden. Zur Erhaltung der in-vivo-Eigenschaften müssen die Proben während der Bearbeitung sowie während des Prüfvorgangs feucht gehalten werden [29, 50, 148], was bei den hier vorgestellten Versuchen mit direkter Beträufelung mit Ringer-Lösung und Verwendung eines handelsüblichen, manuell zu verwendenden Wasserzerstäubers bewerkstelligt wurde.

Wesentlich für die Verwendung thermisch behandelter Spongiosa im klinischen Einsatz ist der Nachweis der mechanischen Eignung dieses Materials. Einerseits soll das Material eine ausreichende mechanische Stabilität gewährleisten, um so als Kraftträger eine möglichst physiologische Belastung des umgebenden Knochens zu ermöglichen. Andererseits soll aber auch die Porosität des Materials eine knöcherne Integration erlauben.

Da die Knochenersatzwerkstoffe – zumindest kurzfristig – auf Druck beanspruchte Interponate darstellen, liegt es nahe, die Steifigkeitseigenschaft (E-Modul) des Knochenersatzwerkstoffes als Parameter der biologischen Verwertbarkeit dieses Materials heranzuziehen.

Weiterhin spielt die mechanisch maximale Belastbarkeit des Materials im Rahmen der Kraftübertragung eine wichtige Rolle. Da es sich bei den Transplantaten nur um „temporäre" Implantate handelt, bis eine biologische Einheilung stattfindet, ist die Dauerschwingfestigkeit des Materials jedoch nur von untergeordneter Bedeutung, so daß als Parameter der mechanisch maximalen Belastbarkeit die Bruchspannung des Materials im Druckversuch dienen kann.

Als entscheidendes Resultat der Versuchsreihe im Hinblick auf die weiteren Untersuchungen ist festzuhalten, daß die Wärmebehandlung bei 65 °C im Wasserbad im Vergleich zur unbehandelten Kontrollgruppe die mechanischen Eigenschaften der Knochenproben unbeeinträchtigt ließ. Sowohl die maximale Druckspannung als auch der E-Modul weisen keine signfikanten Unterschiede zur autologen Kontrollgruppe auf.

Dagegen zeigt sich, daß die bei 135 °C über 60 min (Wasserdampfsterilisation) behandelten Proben eine deutlich verminderte mechanische Stabilität aufweisen.

Sowohl die maximal von den Proben ertragene Druckspannung als auch der E-Modul sind im Vergleich zur unbehandelten Kontrollgruppe statistisch signifikant vermindert, was sich ungünstig auf das Einwachsverhalten derartiger Transplantate auswirken könnte.

Eine andere Versuchsanordnung wird von Knaepler et al. [86] beschrieben. Die Autoren testeten die Ausreißfestigkeit von Spongiosaschrauben in Schweineknochenzylindern und fanden einen Rückgang der Maximalkraftwerte von 2500 N bei unbehandelten Proben auf 700 N nach Autoklavierung. Eine Inkubation bei 80 °C führte bei dieser Arbeitsgruppe zu keiner signifikanten Beeinträchtigung. Die Kompression von Schweineknochenzylindern ergab bei einer Wärmebehandlung von 60 °C keine signifikante Beeinflussung der mechanischen Eigenschaften, bei 80 °C teilweise und ab 100 °C hochsignifikante Verminderungen von E-Modul und Maximalspannung, die nach Autoklavierung nur noch 13 bzw. 25 % der Kontrollgruppenwerte ausmachten [84].

Köhler et al. [91] führten Torsionsprüfungen an autoklavierten Kaninchendiaphysen durch und fanden einen Rückgang der Torsionsfestigkeit um 35 % nach 110 °C-Behandlung über 255 min, um 23 % nach 20 min bei 121 °C und um 9 % nach 2minütiger Anwendung von 131 °C. Sie schlossen daraus, daß für die Tumorbehandlung die Replantation von autoklaviertem diaphysärem Knochen eine praktikable Möglichkeit darstellt. Kritisch anzumerken ist jedoch, daß die Temperaturmessungen intramedullär, d.h. in Luft bzw. Fettmark, jedenfalls nicht im Knochengewebe selbst erfolgte. Von einer Durchwärmung kompakten Knochens kann nach derartigen Expositionszeiten sicherlich nicht ausgegangen werden.

Eine Abnahme der Biegefestigkeit durch Dampfsterilisation von kortikalen humanen Knochenstücken um 8,7 % wird von Jerosch et al. beschrieben [77].

Aufgrund der Tatsache, daß die Notwendigkeit einer speziellen Vorbehandlung von Knochentransplantaten erst seit Aufkommen der HIV-Problematik diskutiert wird, ist die Literatur über die Auswirkungen thermischer Behandlungsverfahren auf die mechanischen Eigenschaften von Knochen insgesamt spärlich. Die Daten von kortikalem Knochen, wie oben zitiert, erscheinen von vornherein nicht mit denen von spongiösem Knochen vergleichbar. Hinzu kommt, daß kortikale Präparate in der klinischen Transplantation selten angewendet werden, und entsprechende Untersuchungen daher nur von beschränkter praktischer Relevanz sind.

Unstreitig ist, daß die mechanischen Eigenschaften des Knochens altersabhängig sind [49]. Diesem Phänomen sowie der auch in dieser Untersuchung anhand der nicht völlig homogenen Kontrollwerte deutlich werdenden interindividuellen Variabilität wurde bei den hier vorgestellten Versuchen anders als in den oben genannten Experimenten durch den jeweiligen Rechts/links-Vergleich Rechnung getragen. Auf diese Weise gelangten nur Knochenproben gleicher Individuen in die vergleichende Auswertung.

E-Modul und Bruchspannung sollten den physiologischen Werten möglichst entsprechen. In der Literatur findet man dazu eine Reihe von Arbeiten. In einer aufwendigen experimentellen Studie ermittelte Knauß [88, 89] Bruchfestigkeit und E-Modul von spongiösem und kompaktem Knochen des koxalen Femurs, wobei insbesondere die Inhomogenität der Knochensteifigkeit in Abhängigkeit von der Lokalisation im koxalen Femur sowie deren trabekuläre Ausrichtung betrachtet wurde. Die von Knauß gefundenen Werte für die Bruchfestigkeit der Spongiosa liegen zwischen 15 und 20 N/mm², die der Kompakta bei 140 N/mm². Für den E-Modul werden von Knauß für den kompakten Knochen Werte von 25 000 N/mm² (Zugversuch) und 18 300 N/mm² (Druckversuch) angegeben. Für den spongiösen Knochen streuen die Werte sehr stark in Abhängigkeit von der Entnahmestelle im koxalen Femur, ein Phänomen, das auch im Bereich des Tibiaplateaus von verschiedenen Autoren beobachtet wurde [6,71] und dem in den hier vorgestellten Versuchen durch den exakten Rechts/links-Vergleich der Proben Rechnung getragen wurde. Für das koxale Femur gibt Knauß Werte für den E-Modul des spongiösen Knochens zwischen 220 N/mm² und 1 080 N/mm² an. In diesem Bereich liegen auch die in den hier vorgestellten Versuchen ermittelten Werte von durchschnittlich 610 N/mm² und 607 N/mm² für unbehandelte bzw. thermoinkubierte Knochenproben.

Die Werte von Knauß werden auch in jüngeren Arbeiten im wesentlichen bestätigt, wobei andere Autoren auch auf den Einfluß der Knochendichte auf den E-Modul hinweisen. So findet Reice 1988 [138] unter Berücksichtigung der Knochendichte für den kompakten Knochen Werte, die mit denen von Knauß gut übereinstimmen.

Prinzipiell besteht in der Beobachtung der signifikanten Verschlechterung der mechanischen Eigenschaften des spongiösen Knochens durch die Autoklavierung und der erhaltenen Eigenschaften nach Exposition gegenüber Temperaturen um 60 °C Übereinstimmung mit den oben genannten Ergebnissen von Knaepler [84,86]. Jedoch fanden diese Autoren erheblich höhergradige Einbußen. Diese Unterschiede verbleiben im Moment ohne endgültige Erklärung. Möglicherweise spielen folgende Faktoren eine Rolle: Unterschiede bestanden in der Verwendung von Schweineknochen bzw. humanen Präparaten. Die porcinen Präparate waren nicht exakt normgerecht (DIN 50106) zubereitet, indem der Radius der Prüfkörper deutlich größer als deren Höhe war. In den hier vorgestellten Versuchen dagegen ist ein Verhältnis von Höhe zu Durchmesser von 20/12 mm realisiert, also etwa 1,7 : 1.

Hinzuweisen ist noch auf die Tatsache, daß bei den hier präsentierten Versuchen darauf geachtet wurde, daß die Prüfkraft parallel zu der Hauptrichtung der Knochentrabekel einwirkte. Bei Untersuchungen von kortikalem Knochen ist bekannt, daß der in Längsrichtung des Knochens gemessene E-Modul um den Faktor 1,5 [137] bis 2 [103] höher sein kann, als der in transversaler Richtung gemessene. Hierauf wurde zwar auch von Knaepler et al. Wert gelegt [84], jedoch entnahmen diese Autoren Spongiosa nicht im Seitenvergleich an einer bestimmten Stelle, sondern von verschiedenen Lokalisationen.

Andere als die in dieser Arbeit dargelegten Untersuchungen über die Beeinflussung mechanischer Eigenschaften von spongiösem Knochen wurden bislang nur von Knaepler et al. [84,86] vorgelegt. Mit deren Ergebnissen besteht insoweit Übereinstimmung, daß niedrig-thermische Behandlungsverfahren mit Temperaturen um 60 °C keine merkbare Beeinträchtigung der mechanischen Eigenschaften von spongiösen Knochenpräparaten nach sich ziehen. Die unterschiedlichen Beobachtungen der Autoklavierung sind nicht im einzelnen sicher erklärbar. Übereinstimmung besteht jedoch auch hier darin, daß E-Modul und Maximalspannung signifikant verschlechtert werden, lediglich das Ausmaß dieser Verschlechterung war in den Untersuchungen unterschiedlich.

Als Fazit ist also festzuhalten, daß die Verwendung von autoklaviertem spongiösem Knochen mit erheblichen Kompromissen hinsichtlich der mechanischen Eigenschaften der Knochentransplantate einhergeht. Dagegen zeigen die hier präsentierten Ergebnisse, daß in dieser Hinsicht die thermische Behandlung im 65 °C-Wasserbad nicht zu einer meßbaren Beeinträchtigung dieser Eigenschaften führt.

Als Ergebnis der geschilderten Versuche kann daher davon ausgegangen werden, daß vom Standpunkt der mechanischen Eigenschaften her die Thermoinkubation bei 65 °C für die Anwendung an zur Transplantation vorgesehenen allogenen Knochenspenden geeignet ist.

4 Tierexperimentelle Untersuchungen

4.1
Vorbemerkungen

Eine definitive Aussage darüber, welchen Einfluß das Verfahren der 65°-Thermoinkubation von Knochentransplantaten auf deren biologische Qualität hat, kann nur im Tierexperiment gewonnen werden. Für die Überlegungen, welches Tiermodell für diese Fragestellung gewählt werden soll, spielen mehrere Aspekte eine Rolle: Eignung des Versuchtieres für die Fragestellung, die verfügbare Infrastruktur, Kosten und vorexistierende Untersuchungen, die eine Vergleichbarkeit ermöglichen.

Gemäß der vor allem in der orthopädischen Chirurgie bei weitem überwiegenden Anwendung von spongiösem Knochen für die allogene Transplantation haben die vorliegenden Untersuchungen spongiösen Knochen als Transplantat zum Gegenstand.

Eine Alternative zur allogenen Knochentransplantation könnte in der Verwendung von Knochenersatzmaterialien bestehen. Als Vorteile wären die unlimitierte Verfügbarkeit, sichere Vermeidung von Krankheitsübertragung, problemlose Lagerhaltung und Entbehrlichkeit zusätzlicher Entnahmeoperationen zu nennen. Um die qualitativen Unterschiede zwischen der Einheilung von biologischem Material und einem Ersatzwerkstoff herauszuarbeiten, wurde daher ein Knochenersatzmaterial aus Hydroxylapatit in die Untersuchungen eingeschlossen.

Als Implantationsort kommen diaphysäre oder metaphysäre Bohrlöcher in Frage oder diaphysäre Defekte langer Röhrenknochen. Für die hier vorgestellten Experimente wurde ein metaphysärer Bohrlochdefekt im Kaninchenfemurkondylus gewählt. Dieses Versuchsmodell erlaubt zum einen die vergleichende Beobachtung des transplantierten Knochenmaterials mit dem Spongiosagewebe des Lagers sowie die Vorgänge an der Grenzfläche zwischen spongiösem Lager und Transplantat. Daneben hat es den Vorteil, daß der Entnahmeort eines Transplantats identisch ist mit dem Zielort, so daß anläßlich eines Operationstermins gleichzeitig eine Knochenentnahme und mit einem entsprechend vorbereiteten Transplantat die Knochentransplantation durchgeführt werden kann. Des weiteren ist bei dieser Operationstechnik eine Osteosynthese nicht erforderlich.

Das Kaninchen als Versuchstier für Knochentransplantationsexperimente ist nicht unumstritten. Insbesondere die gute spontane Osteogenese wird angeführt, um deutlich zu machen, daß jegliche osteogenetischen Effekte von transplantiertem Material in nicht sicher abgrenzbarem Ausmaß überlagert werden von der spontanen Generationsleistung des Lagers. Sieht man die entsprechende Literatur durch, so findet man aber, daß sich diese Kritik vornehmlich auf die heterotope Implantation von vermeintlich osteogenen Substanzen oder Transplantaten bezieht. So werden von

Axhausen [10] in seiner kritischen Auseinandersetzung mit der Arbeit von Levander [97] insbesondere die Untersuchungen von Heinen et al. [62] angeführt, um zu belegen, daß eine Knochenbildung beim Kaninchen nur mit äußerster Zurückhaltung interpretiert werden darf. Hierbei handelt es sich aber um subkutane Implantationen von verschiedenen Extrakten, die eine Knochenbildung auslösten, die also nichts mit einer Knochentransplantation im gebräuchlichen Sinne zu tun haben. Die ektope Knochenbildung bei Nagern nach Einbringen verschiedenartiger Substanzen ist bekanntermaßen bei höheren Tieren nicht nachweisbar [8].

In der Studie über Knochenersatzmittel von Rueger [146] weist der Autor unter Berufung auf eine Arbeit von Simmons [160] darauf hin, daß Kaninchen weniger geeignet als beispielsweise Ratten oder Hunde seien, wenn knöcherne Heilungsvorgänge experimentell untersucht werden sollen. Der Grund liege in einer beim Kaninchen mit 62,7 – 69,5 µm/Tag besonders hohen Knochenformationsrate, die die Werte beim Hund (1,5 – 2,0 µm/Tag), bei der Ratte (4,6 – 10,1 µ/Tag) sowie beim Menschen (0,7 – 1,5 µm/Tag) um ein Mehrfaches übertreffe. Liest man jedoch die Orginalarbeit von Simmons mit dem Titel „Comparative Physiology of Bone" im Detail, so stellt sich aber heraus, daß die für das Kaninchen genannten Werte nicht ausgewachsene Tiere betreffen, sondern aus einer wiederum anderen Arbeit von Owen [126] stammen, die eine Anzahl von 4 *neugeborenen* Kaninchen im Alter von jeweils 10 Tagen untersucht hatte (normale Lebenserwartung von Kaninchen ca. 7 Jahre). Von Simmons [160] selbst wird betont, daß die Knochenwachstumsrate eine ausgeprägte Altersabhängigkeit aufweist, nämlich nach der Geburt und im Wachstumsalter hoch ist und mit zunehmendem Alter abnimmt.

So findet man in seiner Arbeit eine interessante Zusammenstellung über die Knochenbildung in Abhängigkeit vom Alter bei der Maus. Als Maßstab diente hier der Anteil Tritium-Thymidin-markierter Osteoprogenitorzellen im Periost. Während im Alter von 1 Woche ein Anteil von 8,5 % markierter Zellen nachweisbar war, ließen sich im Alter von 5 Wochen noch 2,7 % und nach 52 Wochen nur noch 0,6 % markierte Zellen nachweisen. Es wird deutlich, daß man angesichts der erheblichen Altersabhängigkeit der Parameter der Knochenbildung die für 10 Tage alte Kaninchen ermittelten Werte nicht, wie geschehen, ohne Altersvergleich mit den Werten anderer Spezies vergleichen kann. Es lassen sich aus den vorliegenden Daten daher keine zwingenden Argumente gegen das Kaninchen als Versuchstier herleiten, wenn es um die Beurteilung knöcherner Heilungsvorgänge geht.

Spätestens nach den Arbeiten von Katthagen [79], der insbesondere eine Reihe von Leerversuchen bei seinen Untersuchungen über Knochenersatzmaterialien durchführte, darf das Modell des Femurkondylenbohrlochs am Kaninchen als geeignet für Versuche zur Knochentransplantation gelten. Dieses Versuchsmodell, das seinerseits auf Arbeiten von Nizard [119] basiert, war Vorbild für die in dieser Arbeit dargestellte Versuchsanordnung. Im übrigen wird das Kaninchen als Versuchstier für Experimente, die mit knöchernen Einheilungsvorgängen zu tun haben, auch von zahlreichen Autoren verwendet [46, 69, 74, 90, 117, 121, 134, 152, 178]. Von Ascherl [4] wird bestätigt, daß die gelegentlich geäußerte Auffassung, das Kaninchen sei für Versuche zur Knochentransplantation nicht geeignet, in der Literatur nicht belegt ist. Hierfür sprechen auch die Angaben von Kleinschmidt u. Hollinger, die in einem Übersichtsartikel das Kaninchen als typisches Versuchstier für Experimente mit Knochenersatzmaterialien beschreiben [82].

4.2
Material und Methode

4.2.1
Genehmigung der Versuche

Die Durchführung der Tierversuche wurde am 17.4.1989 unter der Überschrift „Beeinflussung der osteoinduktiven Eigenschaften homologer durch thermische Vorbehandlung virusinaktivierter Knochentransplantate und Vergleich mit einem Knochenersatzmaterial" für zunächst 16 Tiere beantragt und am 5.4.1990 unter dem Aktenzeichen 211-2531-22/89 durch die Regierung von Oberbayern genehmigt. Mit Schreiben vom 24.1.91 und 28.1.1991 wurde eine Erweiterung der Genehmigung für 20 weitere Tiere beantragt, die am 2.9.1991 in Form eines Änderungsbescheids mit dem selben Aktenzeichen erteilt wurde.

4.2.2
Versuchstiere

Die Versuche wurden an ausgewachsenen Kaninchen der Sorte "Chinchilla Bastard" mit einem Gewicht von 3 – 4 kg durchgeführt. Die Tiere wurden in Käfigen gehalten und erhielten Alma-Kaninchenfutter (Botzenhardt KG, 87439 Kempten) sowie Leitungswasser ad lib.

4.2.3
Versuchsplan

Zunächst waren bei der Versuchsplanung gleichlange Zeitabstände zwischen der Operation und der histologischen Beurteilung des Ergebnisses in den 5 zu untersuchenden Gruppen (Leerloch, thermoinkubierte Transplantate, konventionelle Transplantate, Hydroxylapatit 200 μm Porengröße, Hydroxylapatit 500 μm Porengröße) vorgesehen. Bei der Analyse der ersten Versuchsergebnisse war jedoch bereits trendmäßig zu erkennen, daß die Knochenregeneration im Leerloch sowie die knöcherne Integration der Transplantate deutlich schneller ablief als die Reaktion auf die Hydroxylapatitimplantate. Es wurde daher eine engermaschige Beobachtung der Vorgänge bei der Reaktion auf die Leerbohrungen sowie die Integration der Knochentransplantate vorgesehen, während zur Analyse der Reaktion auf die Hydroxylapatitimplantate eine Langzeitkontrolle ergänzt wurde. Der endgültige Zeitplan für die Versuchsserien sah daher die Aufarbeitung der Femurkondylen zur Untersuchung nach folgenden Zeiträumen vor:

Leerlochbohrung:	2 Wochen – 6 Wochen – 9 Wochen – 12 Wochen
Thermoinkubierte Transplantate:	2 Wochen – 6 Wochen – 9 Wochen – 12 Wochen
Konventionelle Transplantate:	2 Wochen – 6 Wochen – 9 Wochen – 12 Wochen
Hydroxylapatit 200 μm Porengröße:	2 Wochen – 6 Wochen – 12 Wochen – 26 Wochen
Hydroxylapatit 500 μm Porengröße:	2 Wochen – 6 Wochen – 12 Wochen – 26 Wochen

Es wurden insgesamt 72 Femurkondylen von 36 Kaninchen operiert, wobei jeweils rechts und links verschiedene Eingriffe durchgeführt wurden (z. B. rechts Leerloch/ links Hydroxylapatit 200 oder rechts thermoinkubiertes Transplantat/links konventionelles Transplantat). Bei den Operationen wurden im einzelnen laterale Bohrlöcher von 6 mm Durchmesser nach Entnahme eines Knochenzylinders für die Konservierung also entweder leer gelassen, mit einem konventionell bei −70 °C tiefgekühlt gelagerten allogenen Knochentransplantat aufgefüllt, mit einem zusätzlich vor der Tiefkühllagerung bei 65 °C (24 h) thermoinkubierten Transplantat gefüllt oder einem korallinen Knochenersatzmaterial aus Hydroxylapatit mit einer durchschnittlichen Porengröße von 200 bzw. 500 µm gefüllt. Die genaue Übersicht über die jeweilige Zahl der operierten Femurkondylen und die Beobachtungsdauer gibt die Tabelle 4.

Tabelle 4. Anzahl der operierten Femurkondylen (Gesamtzahl n = 72) und Untersuchungen zu den verschiedenen Zeitpunkten (*HA* Hydroxylapatit)

Wochen	1	2	4	6	9	12	26
Zahl der operierten Femurkondylen							
Leerloch	1	5	2	3	3	4	2
Konventionelle Transplantate	1	4	2	5	1	4	
Thermoinkubierte Transplantate		4	3	4	2	4	
HA 200		1	1	2	1	2	2
HA 500		2		2	1	2	2

Wie der Tabelle 4 zu entnehmen ist, mußten kleine Abweichungen von den exakten vorgesehenen Tötungsterminen in Kauf genommen werden. Der Grund liegt darin, daß in Einzelfällen Komplikationen auftraten (s. unten) und einzelne Tiere allgemeine Schwäche und Hinweise auf nicht näher spezifizierbare Gesundheitsstörungen zeigten, die aus ethischen Gründen eine vorzeitige Einschläferung angezeigt erscheinen ließen. Mit 3 Ausnahmen (2 lokale Infekte, 1 Fraktur im Operationsbereich, s. auch Abschnitt „Komplikationen") konnten die Femurkondylen dieser Tiere dennoch als Zwischenwerte in die Auswertung mit eingehen.

4.2.4
Behandlung der Knochentransplantate

Alle gewonnenen Präparate wurden steril luftarm doppelt folienverpackt und eindeutig gekennzeichnet. Für die konventionelle Lagerung wurden die Präparate unmittelbar in die Tiefkühllagerung bei −70 °C überführt. Die zur Thermoinkubation vorgesehenen Transplantate wurden zunächst für 24 h in ein 65 °C-Wasserbad (vgl. voriges Kapitel) gebracht und danach zur Tiefkühlung eingelagert.

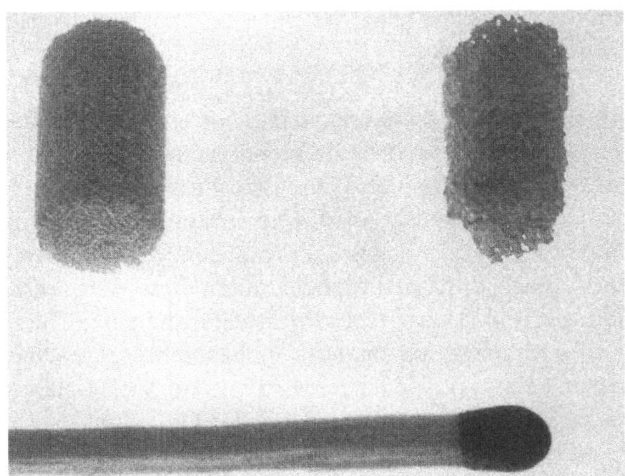

Abb. 12. Die verwendeten Hydroxylapatitimplantate mit einer durchschnittlichen Porengröße von 200 μm (*links*) und 500 μm (*rechts*) (Interpore 200, Interpore 500)

4.2.5
Knochenersatzmaterial

Für die Implantation kamen zylindrische Präparate eines Knochenersatzmaterials zur Anwendung, das durch hydrothermale Umwandlung des aus Calciumcarbonat bestehenden Skeletts zweier Korallenarten in Hydroxylapatit gewonnen wird. Während die Konversion der Calciumcarbonatstruktur der Korallenart *Porites* zu einem Hydroxylapatit mit einer durchschnittlichen Porengröße von 200 μm führt (Interpore 200), wird bei Verwendung der Korallenart *Goniopora* eine durchschnittliche Porengröße von 500 μm erzielt (Interpore 500) [66]. Die für die Anwendung im Kaninchenfemurkondylus gemäß der Versuchsanordnung erforderlichen zylindrischen Präparate von 7 mm Durchmesser und 15 mm Länge wurden speziell durch die Herstellerfirma[6] angefertigt (Abb. 12).

4.2.6
Narkose

Die zur Operation vorgesehenen Tiere erhielten zur Prämedikation 1 ml Methylparaben (Combelen 10 mg/ml) intramuskulär. Die Anästhesie wurde dann erreicht durch intramuskuläre Verabreichung von 1 ml Ketaminhydrochlorid (Ketavet 50 mg/ml), entsprechend einer Dosierung von 15 mg/kg KG sowie gleichzeitiger Gabe von 1 ml Xylazinhydrochlorid (Rompun 20 mg/ml), also 5 mg/kg KG entsprechend den Herstellerempfehlungen. Nach Einsetzen der Wirkung der Narkosemittel wurde ein i.v.-Zugang mit einer dünnen Butterflykanüle über eine Ohrvene angelegt, über den bei Bedarf nochmals 0,5–1 ml der Ketamin/Xylazin-Kombination injiziert werden konnte. Die so erzielte Narkose hält ca. 30–45 min an und wird gefolgt von einer rund 3 h währenden Aufwachphase, in der sich die Tiere ohne Durchlaufen eines Exzitationsstadiums ruhig verhalten, bis sie dann wieder ihre normale Aktivität aufnehmen.

---

6 Fa. Interpore International, Irvine, CA, USA.

4.2.7
Operationstechnik

Nach Rasur und Desinfektion des Beins wird in Seitenlage des Tiers von dem steril angekleideten Operateur eine gerade, rund 3 cm lange Inzision über dem lateralen Femurkondylus angelegt. Die Faszie und das Periost werden scharf durchtrennt. Nach exakter Lokalisation des Femurkondylus wird mit einem handgetriebenen Hohlbohrer ein transkondylärer Knochenzylinder von 6 mm Durchmesser entnommen. Je nach durchzuführender Maßnahme wird anschließend nach ausgiebiger Spülung mit physiologischer Kochsalzlösung ein vorbereitetes Knochentransplantat oder das Knochenersatzmaterial eingebracht, ggf. nachgestößelt oder das Loch leergelassen (Abb. 13). Die Faszie wird mit 3-0 Vicryl-Nähten, die Haut mit Klammern verschlossen (Abb. 14).

Am Ende der Beobachtungszeit werden die Tiere durch i.v.-Injektion von 5 ml Pentobarbital (Nembutal 60 mg/ml) eingeschläfert.

4.2.8
Komplikationen

Bei der Tierhaltung bzw. bei den Operationen traten folgende Komplikationen auf: In einem Fall kam es offenbar beim Anlegen des Bohrlochs zu einer Frakturierung im Femur, woraufhin das Tier eingeschläfert wurde. In einem weiteren Fall entstand beidseits am 5. postoperativen Tag ein Wundinfekt, der durch lokale Maßnahmen nicht zu beherrschen war und ebenfalls die Einschläferung des Tieres erforderlich

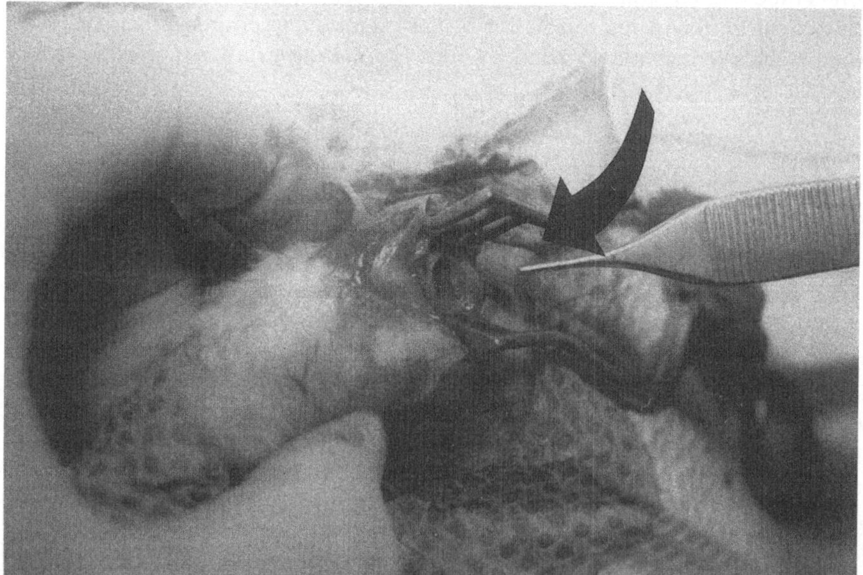

Abb. 13. Implantation eines homologen Knochentransplantats (*Pfeil*) im Kaninchenfemurkondylus

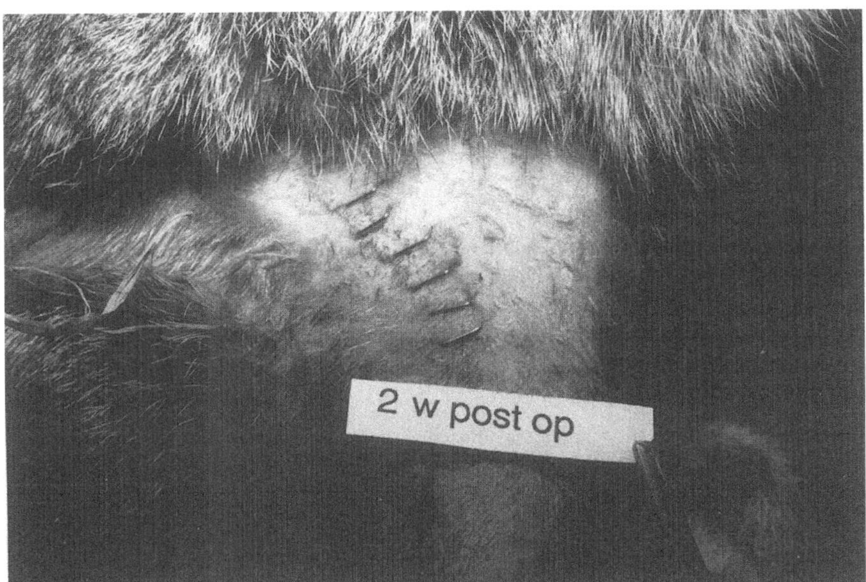

Abb. 14. Reizlose Heilung nach 2 Wochen. Die Klammern lösen sich später spontan

machte. Diese beiden Tiere konnten für die Auswertung nicht mehr herangezogen werden.

Bei einem Kaninchen fiel am 4. postoperativen Tag ein anhaltendes Schonhinken auf. Der palpatorische Verdacht einer postoperativen Patellaluxation wurde nach Sedierung (entsprechend der Behandlung für die Prämedikation) bei der Röntgendurchleuchtung bestätigt. Nach der in Vollnarkose durchgeführten Revisionsoperation war der weitere Verlauf unauffällig. Wegen therapieresistenter Darminfekte wurden 2 Kaninchen vor dem vorgesehenen Termin eingeschläfert, konnten aber als Zwischenkontrollen in die Auswertung mit einbezogen werden.

4.2.9
Aufbereitung der Kondylenpräparate

Die Femurkondylen werden in ein Plastikgefäß mit Schaffer-Lösung (Methanol/Formol-Mischung im Verhältnis 2:1) gebracht. Zur genauen Lokalisierung der Lage der Transplantate werden Makroröntgenaufnahmen in der Digiscan-Technik angefertigt. Dann werden die Präparate endgültig auf ein Volumen von 1,5 × 1,5 × 2 cm zurechtpräpariert und in Methylmethacrylat eingebettet. Mit einem Zeiss-Hochleistungsmikrotom (Fa. Zeiss, Oberkochen) werden Serienschnitte von 3 µm Dicke angefertigt und jeweils nach Giemsa, Gomori und Ladewig gefärbt. Die Giemsa-Färbung dient der Darstellung zellulärer Details. Eine exakte Darstellung von Faseranteilen sowie der Knochenstruktur wird durch die Gomori-Färbung erreicht. Die Färbung nach Ladewig ist v. a. zum Nachweis mineralisierten und nichtmineralisierten Knochens geeignet [54].

4.3
Ergebnisse

4.3.1
Leerlöcher

Zunächst findet man eine massive Einblutung in den Bohrlochdefekt in Form eines großen Blutkoagels (Abb. 15a, b). Nach 2 Wochen sind zahlreiche Osteoblasten und Fibroblasten am Rand des Defekts zu erkennen. In den nach 6 Wochen gewonnenen Präparaten erkennt man bereits deutliche Osteoidbildung und zahlreiche, offenbar neu gebildete Knochenbälkchen (Abb. 15c), die vom Rand der Defekte ausgehen und in einigen Präparaten nur einen kleinen zentralen Defekt übrig lassen. In den Kontrollen nach 12 Wochen ist eine annähernd vollständige knöcherne Durchbauung der Bohrlöcher zu erkennen (Abb. 15e). Die früheren Defekte enthalten nunmehr spongiösen Knochen von normalem Aussehen. Es sind jetzt ausgereifte Osteozyten vorhanden, Osteoblasten oder Fibroblasten sind nicht mehr auszumachen. Der typische Ablauf der knöchernen Reaktion auf den Bohrlochdefekt ist im einzelnen ausführlich anhand der Abb. 15a–e illustriert und in der Tabelle 5 (S. 35) zusammengefaßt.

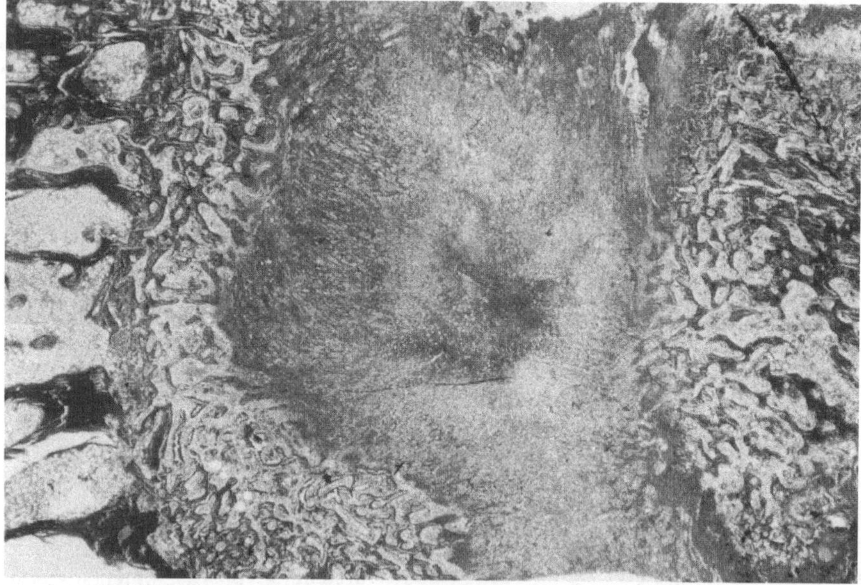

Abb. 15a. Leerlochpräparat nach 2 Wochen. Die Übersichtsvergrößerung zeigt den zentralen Bohrlochdefekt, gefüllt mit einem Blutkoagel, sowie vom Rand des Defekts her kommende Invasion mesenchymaler Zellen (Gomori, Vergr. 8:1)

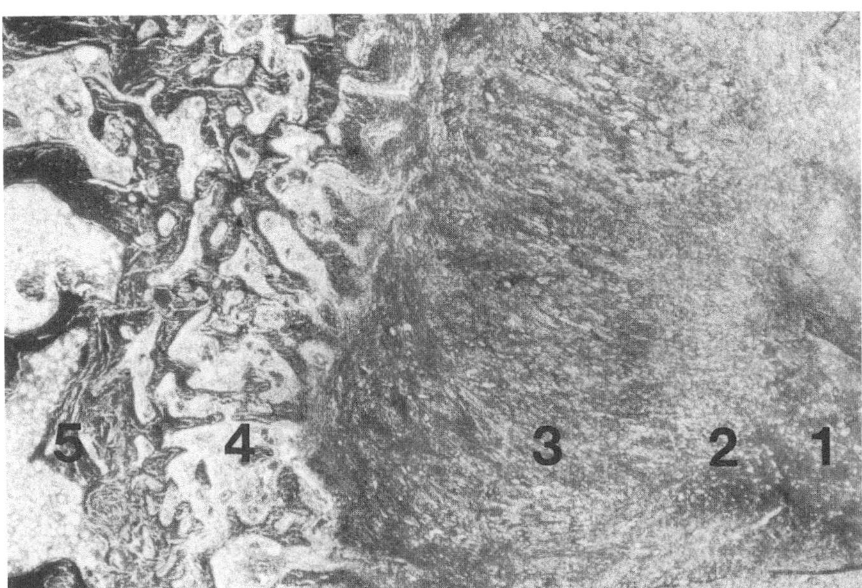

Abb. 15b. Ausschnittsvergrößerung von 15a (*Zone 1* zentrales Blutkoagel, *Zone 2* mesenchymale Zellreaktion, *Zone 3* Einsprossung von Fibrozyten, *Zone 4* erste Geflechtknochenbildung, *Zone 5* lamellärer spongiöser Knochen des Lagers; Gomori, Vergr. 22:1)

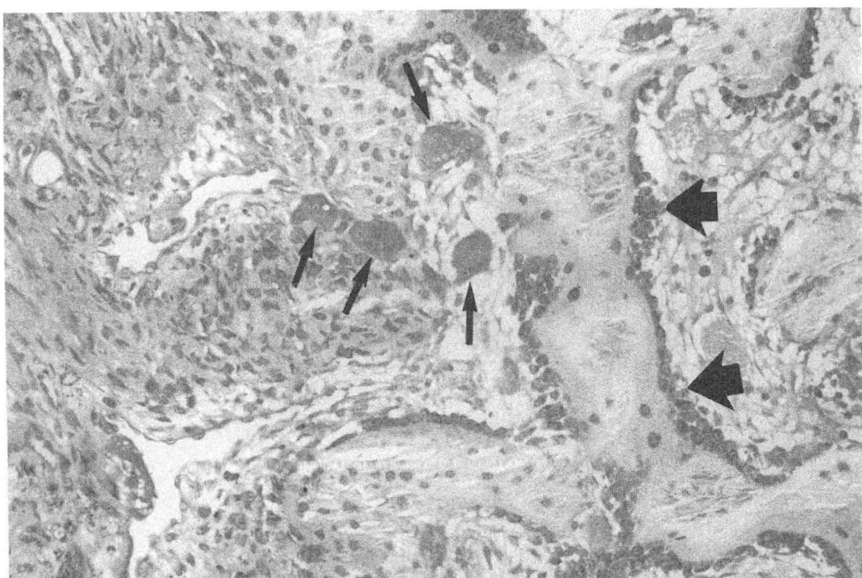

Abb. 15c. 6 Wochen nach Bohrung. Knochenneubildung mit Osteoklasten (*dünne Pfeile*) und Osteoblastensäumen mit Osteoidproduktion (*breite Pfeile*). Bindegewebe mit mesenchymalen Zellen am *linken Bildrand*. Beachte die starke Vaskularisation angrenzend an die Knochenbälkchen am *rechten und linken Bildrand* (Giemsa, Vergr. 100:1)

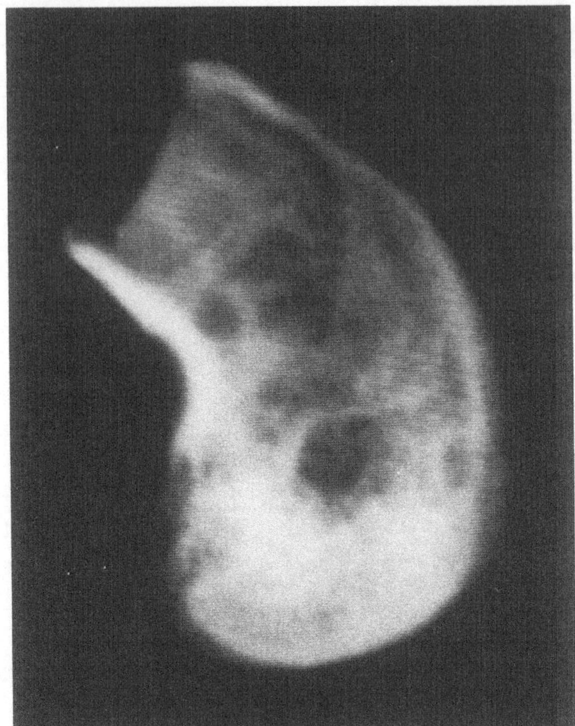

Abb. 15d. Seitliche Röntgenaufnahme des Femurkondylus, 6 Wochen postoperativ röntgenologisch bereits deutlich verkleinerter Leerlochdefekt

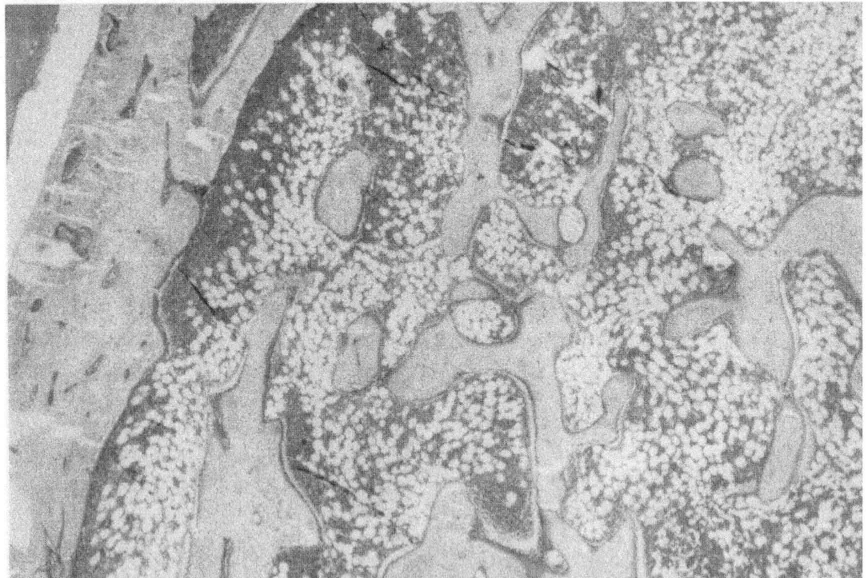

Abb. 15e. 12 Wochen nach Bohrung Auffüllung des Defekts mit lamellären Knochenbälkchen. Keine mesenchymalen Zellen oder Osteoblasten mehr erkennbar. Hämatopoiese und Fettzellen zwischen den Knochenbälkchen (Giemsa, Vergr. 60:1)

Tabelle 5. Übersicht: Ergebnisse nach Setzen eines 6-mm-Bohrlochdefekts im Kaninchenfemurkondylus

Zeit (postoperativ)	Befunde
2 Wochen	Zentrales Blutkoagel, Invasion von zahlreichen Osteoblasten und Fibroblasten vom Rand des Defektes her (Abb. 15a, 15b)
6 Wochen	Deutliche Ausbildung von Osteoidbälkchen vom Rand des Defekts her (Abb. 15c)
9 Wochen	Zunehmende Ossifikation des Osteoids, zentraler Defekt kaum mehr erkennbar.
12 Wochen	Vollständige Durchbauung mit spongiösem Knochen, ausgereifte Osteozyten, normale Hämatopoese

4.3.2
Thermoinkubierte Transplantate

Während 2 Wochen postoperativ das Transplantat makroskopisch noch abgrenzbar ist (Abb. 16a), erkennt man histologisch bereits Osteoklasten und Fibroblasten an dem Lager/Transplantatinterface, also in dem Bereich, wo die mechanischen Effekte des Bohrvorgangs noch auszumachen sind (Abb. 16b, c). In einigen Fällen findet sich eine hohe lokale lymphozytäre Zellinvasion (Abb. 16c). Zahlreiche Fibroblasten wandern in Richtung auf das Transplantat ein, einige sind offenbar in dem Differenzierungsprozeß zu osteoblastären Zellen begriffen. In den 6-Wochen-Präparaten

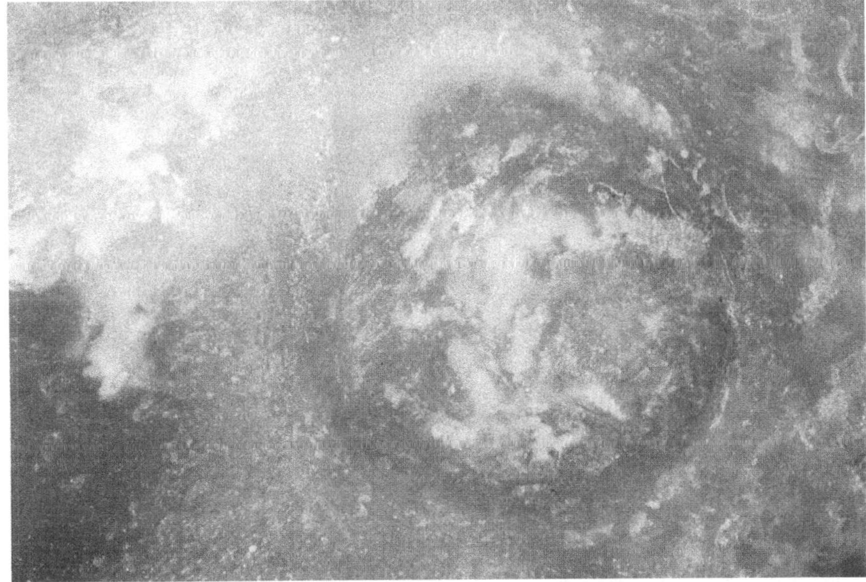

Abb. 16a. Makrophoto des in Methylmethacrylat eingebetteten Präparats, thermoinkubiniertes Transplantat, 2 Wochen postoperativ. Makroskopisch noch deutliche Abgrenzbarkeit des transplantierten Knochens vom Lager-Knochengewebe (Vergr. 10:1)

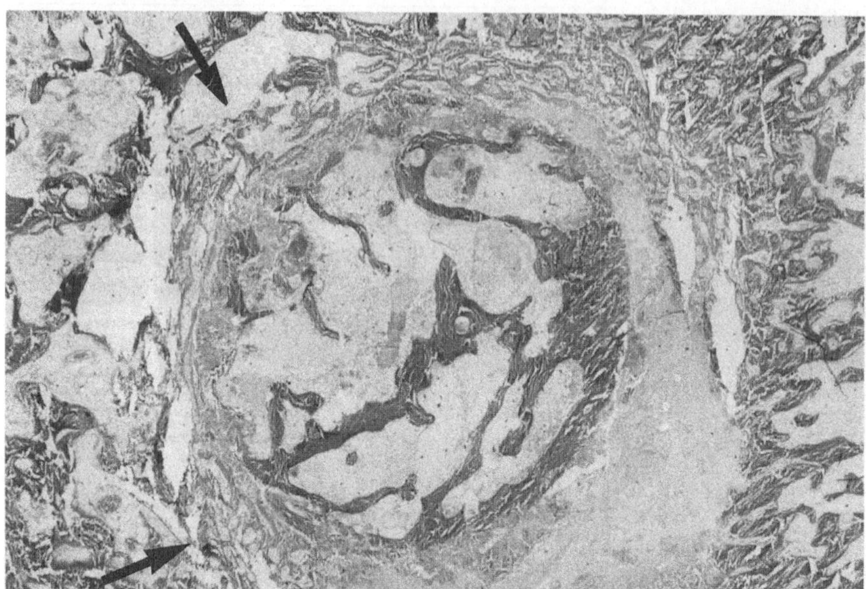

Abb. 16b. Thermoinkubiertes Präparat 2 Wochen postoperativ. Fibrozytäre Reaktion und Produktion von Geflechtknochen (*Pfeile*) am Rand des Transplantats, als Folge der mechanischen Schädigung bei dem Bohrvorgang (Ladewig, Vergr. 10:1)

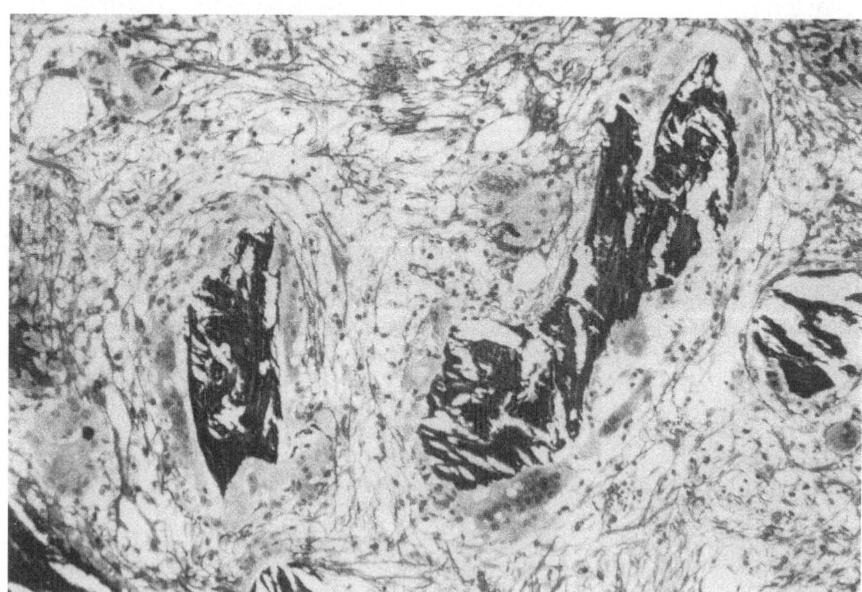

Abb. 16c. 2 Wochen nach Transplantation osteoklastische Knochenresorption nekrotischer Trabekel, umgeben von Fibrozyten, Fasern und Entzündungszellen (Gomori, Vergr. 60:1)

Abb. 16d. Thermoinkubiertes Transplantat. 6 Wochen postoperativ im seitlichen Röntgenbild kaum noch abgrenzbare Ränder des Transplantats (*Pfeile*)

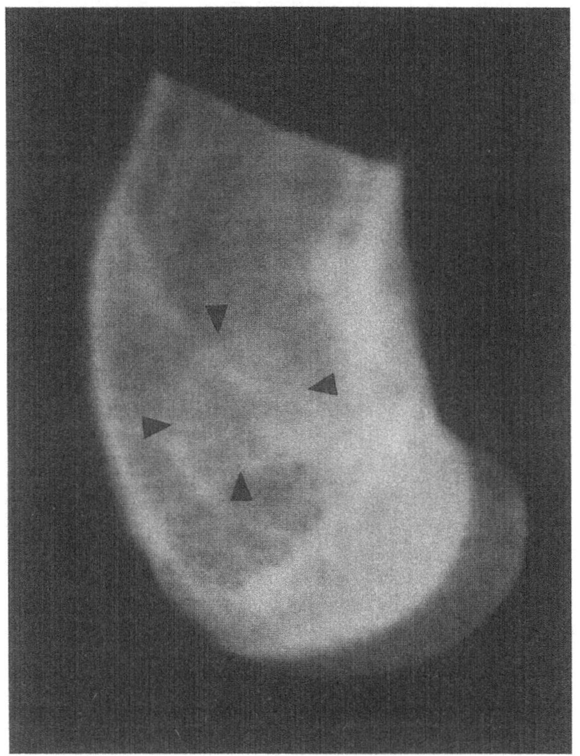

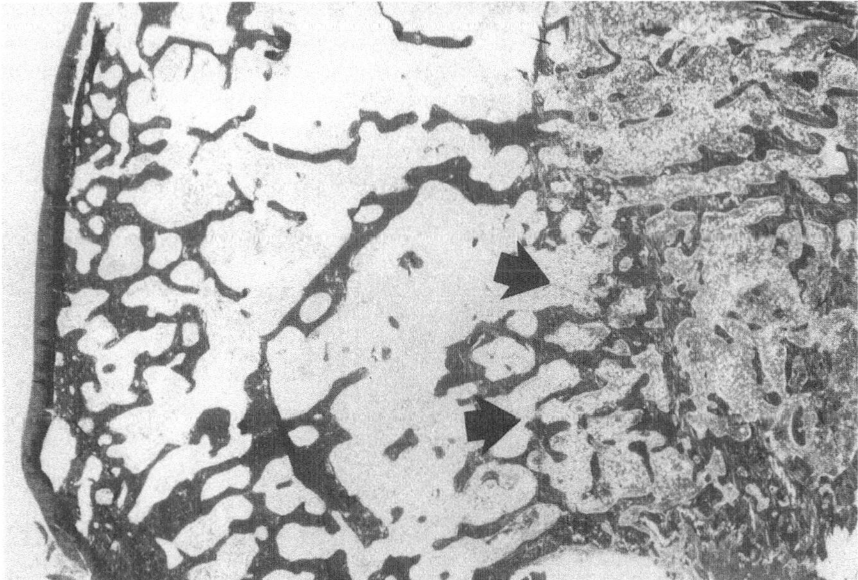

Abb. 16e. 6 Wochen postoperativ Brückenbildungen zwischen Lager und Transplantat (*Pfeile*) im Sinne einer knöchernen Integration (Gomori, Vergr. 20:1)

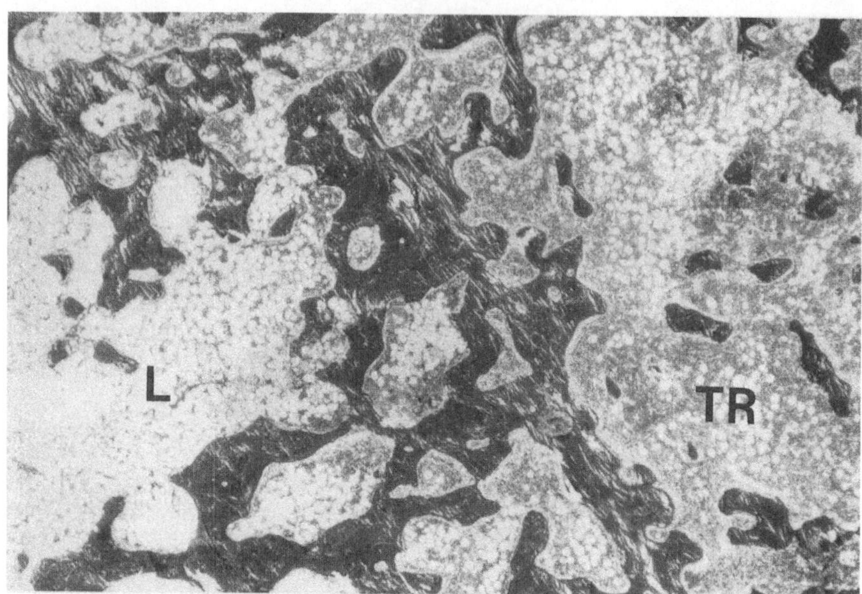

Abb. 16f. Ausschnittsvergrößerung von 16e. Knochenbrücken zwischen Transplantat (*TR*) und Lager (*L*) (Gomori, Vergr. 40:1)

findet man bereits an vielen Stellen typische Osteoblasten sowie eine ausgepägte Osteoidproduktion. Wiederholt treten jetzt direkte Knochenbrücken zwischen dem Lager- und dem Transplantatknochen (Abb. 16e) auf. Alle nach 12 Wochen gewonnenen Präparate (4/4) zeigen eine knöcherne Integration mit normalem Zellbild mit ausgereiften Osteozyten, ohne zu diesem Zeitpunkt noch ausweisbare Osteoklasten oder Osteoblasten. Innerhalb der Kondylen ist eine Grenze zwischen Transplantat und Lager nur noch andeutungsweise zu erkennen. Der Ablauf der knöchernen Reaktion auf die Transplantation ist in Abb. 16a – f dargestellt. Die Tabelle 6 gibt eine zusammenfassende Übersicht.

Zeit (postoperativ)	Befunde
2 Wochen	Hohe Aktivität von Fibroblasten und Osteoklasten im Grenzbereich Lager/Transplantat, lymphozytäre Reaktion (Abb. 16b, c)
6 Wochen	Zahlreiche Osteoblasten, ausgeprägte Osteoidproduktion, Ausbildung knöcherner Brücken zwischen Transplantat und spongiösem Knochenlager (Abb. 16e, f)
9 Wochen	Zahlreiche Knochenbrücken, Mineralisierung der neugebildeten Knochengrundsubstanz
12 Wochen	regelmäßige knöcherne Einheilung der Transplantate, normale Osteozyten und Hämatopoese

Tabelle 6. Übersicht: Ergebnisse nach Implantation thermoinkubierter allogener Knochentransplantate

4.3.3
Konventionelle Transplantate

In der röntgenologischen Darstellung, der makroskopischen Ansicht sowie im mikroskopischen Bild der konventionell tiefgekühlten Präparate lassen sich insgesamt keine Unterschiede gegenüber den Befunden bei den thermoinkubierten Transplantaten nachweisen. Anfänglich steht eine kräftige lymphozytäre (Abb. 17a) und osteoklastäre (Abb. 17b) Reaktion im Vordergrund. Es folgt, in deutlicher Ausprägung bei den in der 4. und 6. Woche gewonnenen Präparaten darstellbar, eine Fibroblasten- und Osteoblasteninvasion in das Transplantat mit Osteoidproduktion (Abb. 17d). Die in der 6. postoperativen Woche gewonnenen Präparate lassen auch hier eine vereinzelt auftretende, aber in den Präparaten regelmäßig wiederkehrende Brückenbildung zwischen Wirtsknochen und dem transplantierten Knochenmaterial erkennen (Abb. 17e). Nach Ablauf von 12 Wochen ist die knöcherne Einheilung regelmäßig (4/4-Präparate) abgeschlossen, es bietet sich dann ein normales Bild spongiösen Knochens ohne mesenchymale Zellen, mit normalen Osteozyten und Knochenmarkzellen (Abb. 17f). Die Abb. 17a–f sowie die Tabelle 7 zeigen die dem geschilderten Ablauf der knöchernen Integration zugehörigen Befunde.

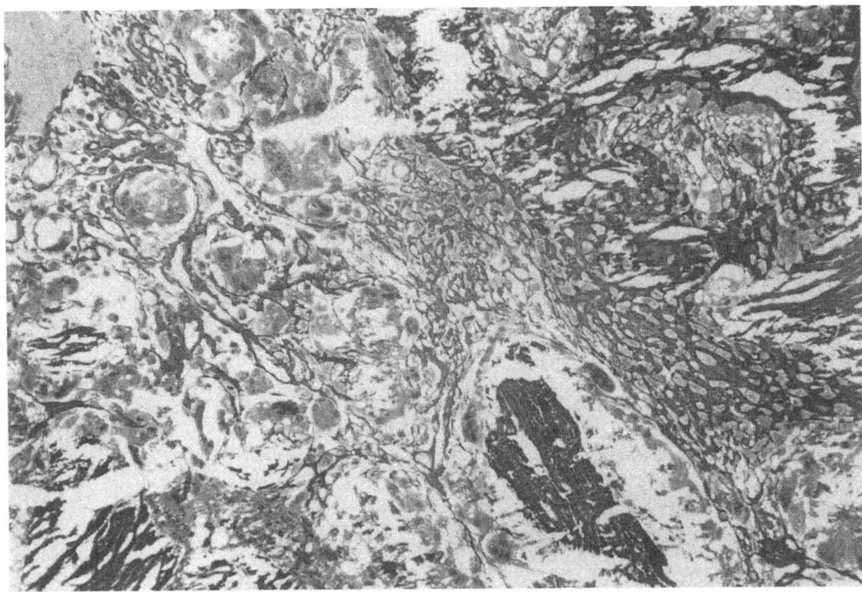

Abb. 17a. Konventionelles tiefgekühltes Transplantat, 2 Wochen postoperativ. Initiale Immunreaktion mit lymphozytärer und osteoklastärer Aktivität (*linke Bildhälfte*) (Gomori, Vergr. 20:1)

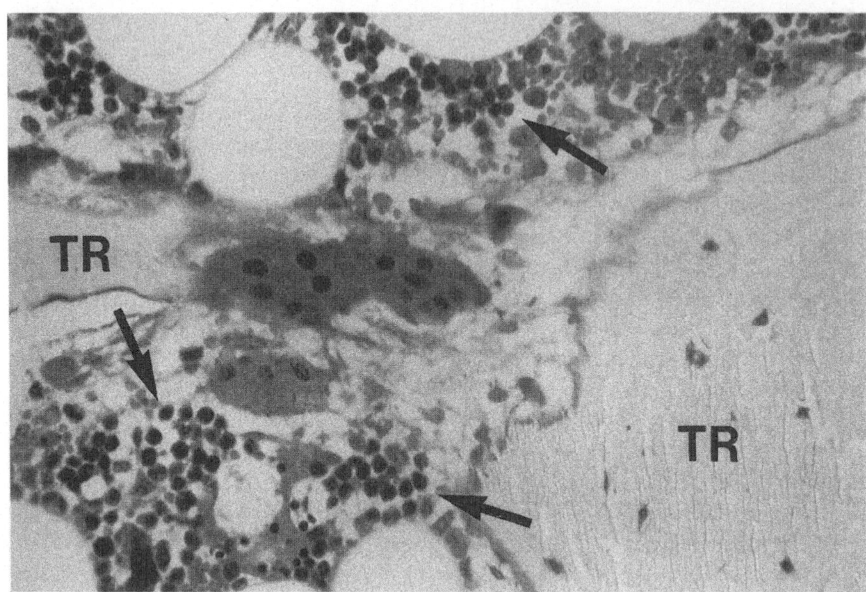

Abb. 17b. 2 Wochen postoperativ. Aktive Osteoklasten erodieren den Transplantatknochen (*TR*) (disseziierende Osteoklasie). Initiale Immunreaktion mit Lymphozyten und Granulozyten (*Pfeile*), (Giemsa, Vergr. 150:1)

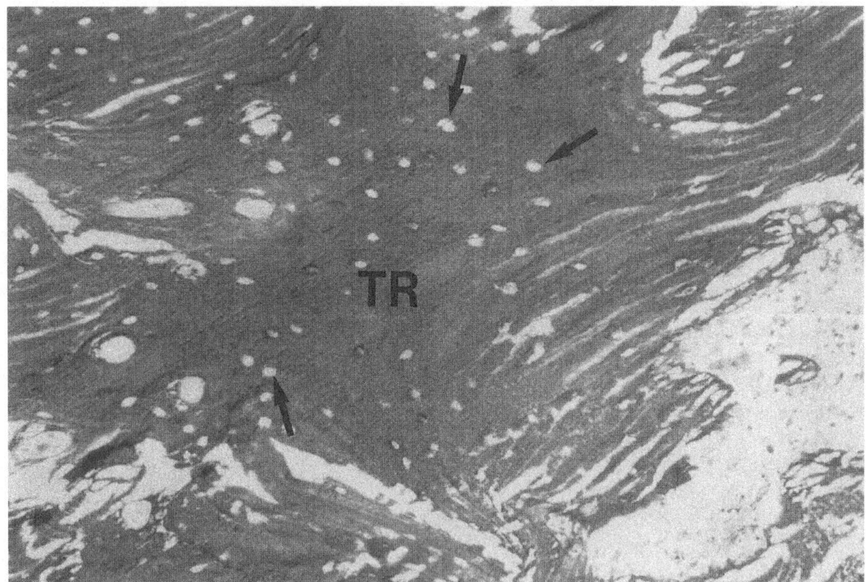

Abb. 17c. Leere Osteozytenhöhlen (*Pfeile*) im Transplantatknochen (*TR*). 2 Wochen postoperativ (Gomori, Vergr. 40:1)

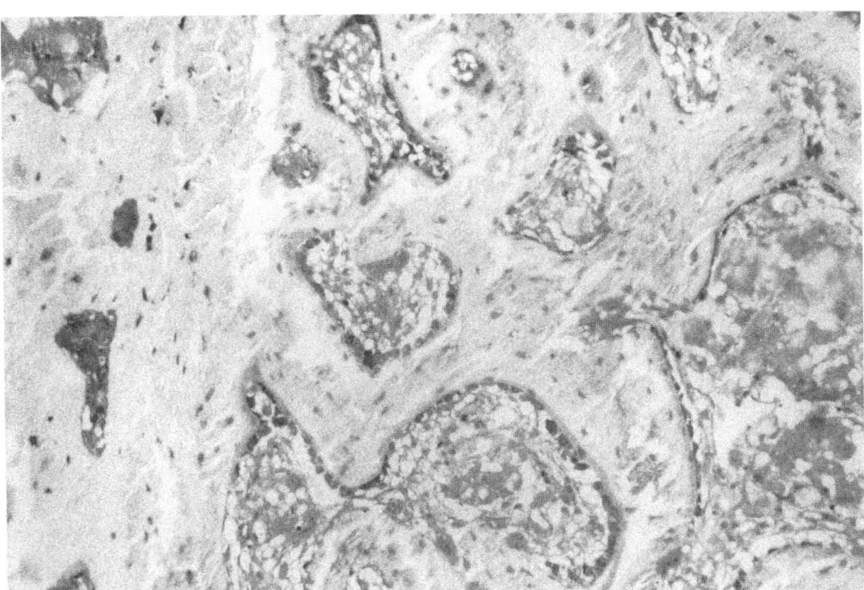

Abb. 17d. Osteoblastensäume, Osteoidbildung 6 Wochen postoperativ im Transplantatbereich (Giemsa, Vergr. 100:1)

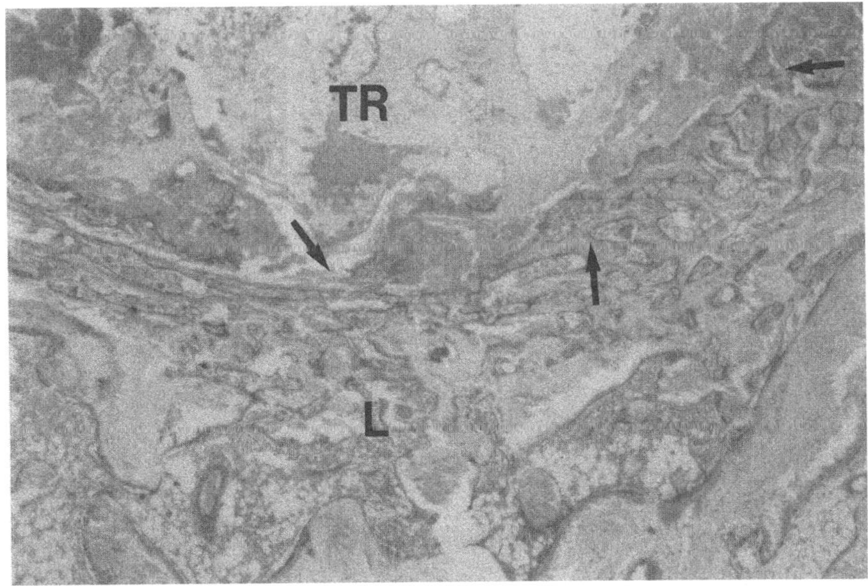

Abb. 17e. Nach 6 Wochen Etablierung von Knochenbrücken (*Pfeile*) zwischen Lager (*L*) und Transplantat (*TR*) (Giemsa, Vergr. 50:1)

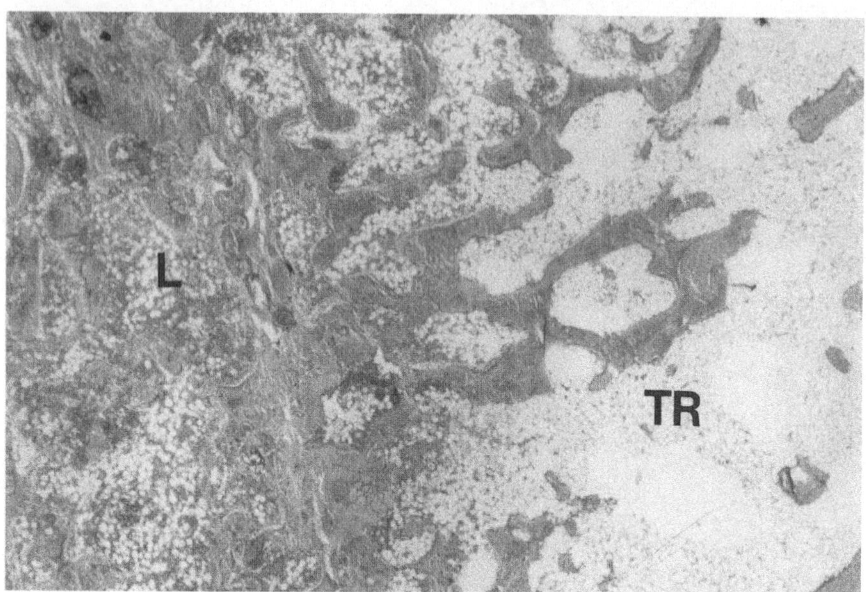

Abb. 17f. Darstellung der Brückenbildung zwischen Lager und konventionellem tiefgekühltem Transplantat 12 Wochen postoperativ (Giemsa, Vergr. 68:1)

Zeit (postoperativ)	Befunde
2 Wochen	Osteoklastenaktivität, am Rand der Transplantate Invasion von Fibroblasten, lymphozytäre Reaktion (Abb. 17a, b)
6 Wochen	Aktivität von Fibroblasten und Osteoblasten im Transplantatbereich, erste Brückenbildungen zwischen Lager und Transplantat (Abb. 17e)
9 Wochen	Zahlreiche Knochenbrücken, zunehmende Mineralisierung von Osteoid
12 Wochen	Knöcherne Integration der Transplantate mit normalem Zellbild, ausgereifte Osteozyten und hämatopoetische Zellen (Abb. 17f)

Tabelle 7. Übersicht: Ergebnisse nach Implantation konventionell tiefgekühlter allogener Knochentransplantate

4.3.4
HA 200 (Hydroxylapatit, Porengröße 200 µm)

Nach 2 Wochen findet man eine nur geringe Einsprossung von mesenchymalen Zellen am Rand des Implantats (Abb. 18b, c). Die Präparate nach 6 Wochen Implantationsdauer lassen weiterhin nur geringes Eindringen von Zellen am Randbereich erkennen (Abb. 18d). Nach Verschwinden der anfangs am Bohrkanalrand erkennbaren Blutkoagula deutet sich eine beginnende Sklerosierungsreaktion um dieses Knochenersatzmaterial herum an. Bei den 9-Wochen- und 12-Wochen-Kontrollen (3/3)

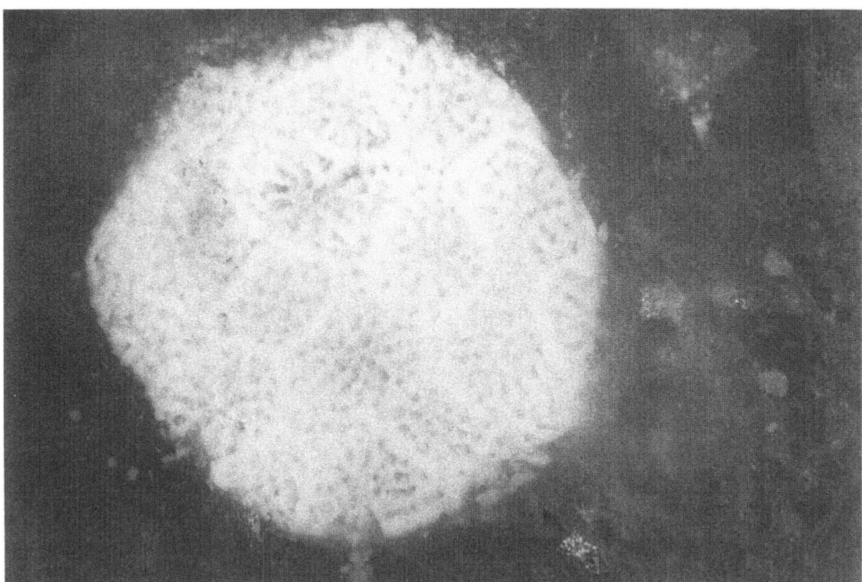

Abb. 18a. Makrophoto des in Methylmethacrylat eingebetteten Präparats, 2 Wochen postoperativ. Deutlich erkennbare mikroporöse Struktur des HA-200-Knochenersatzmaterials (Vergr. 12:1)

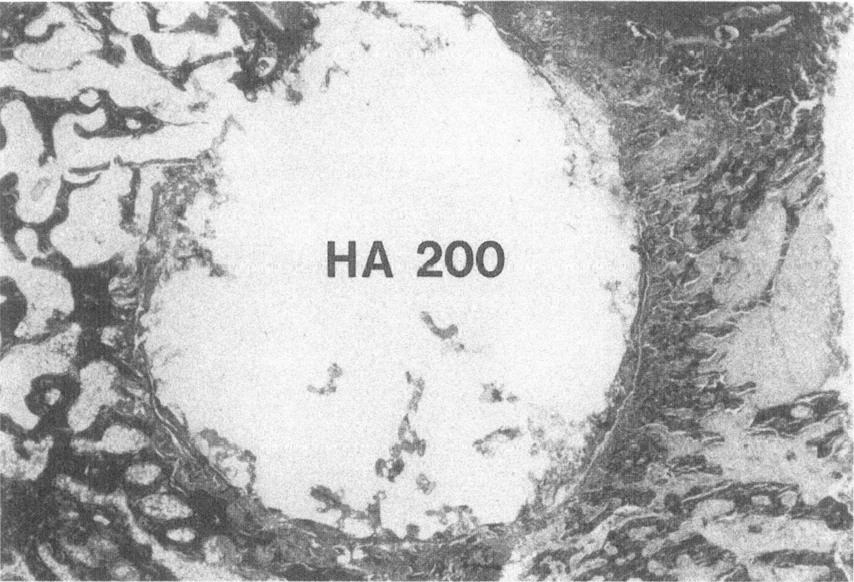

Abb. 18b. Nach 2 Wochen nur Gewebstrümmer am Rand des Implantats erkennbar. Beachte: das spröde Hydroxylapatitmaterial selbst geht bei dem Schneideprozeß verloren und stellt sich nicht dar (Gomori, Vergr. 12:1)

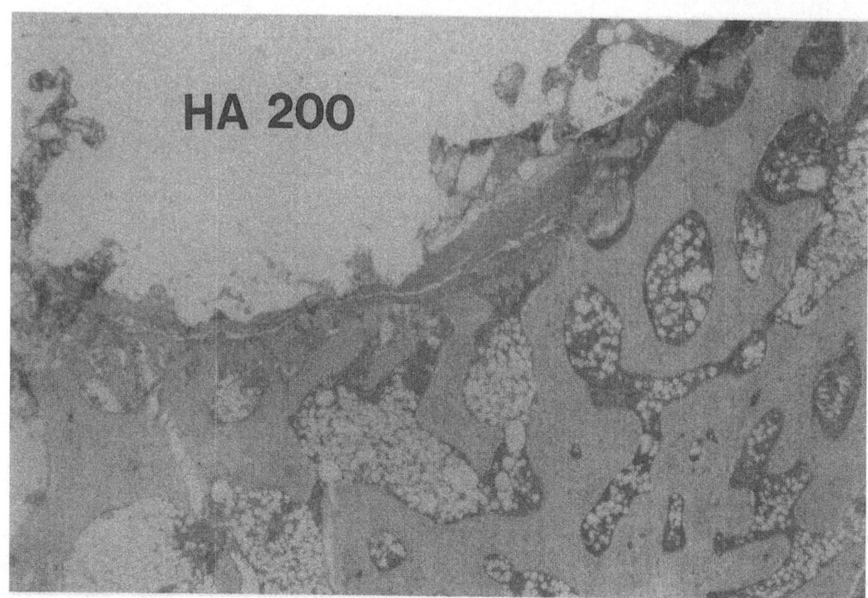

Abb. 18c. Ausschnittsvergrößerung: Nach 2 Wochen nur oberflächliches Eindringen von Gewebe (Giemsa, Vergr. 40:1)

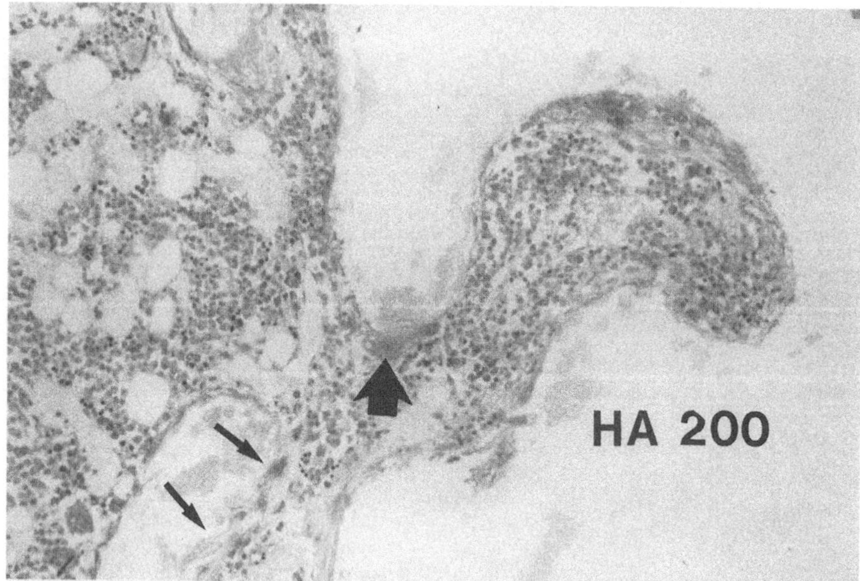

Abb. 18d. 6 Wochen nach Implantation von HA 200. Weiterhin kein Hinweis für Integration, lediglich oberflächliches Eindringen hämatopoetischer Zellen ohne Knochenneubildung. Keine mesenchymalen Zellen oder Osteoblasten, aber Auftreten eines aktiven Osteoklasten an der Oberfläche des Knochenersatzmittels (*breiter Pfeil*). Beachte die unebene Oberfläche infolge osteoklastärer Aktivität (*schmale Pfeile*) (Giemsa, Vergr. 48:1)

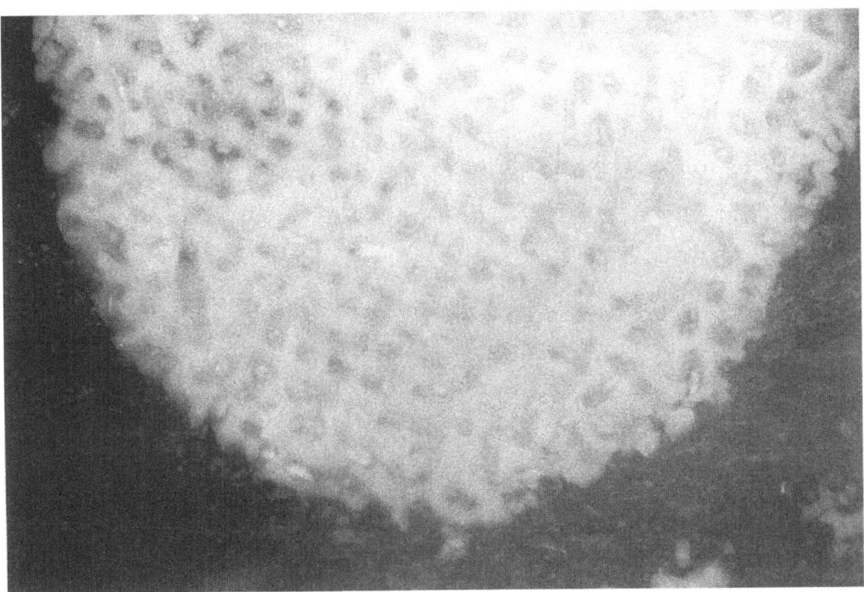

Abb. 18e. Nach 9 Wochen im Makrophoto keine wesentliche Verzahnung mit dem Lager erkennbar (Vergr. 28:1)

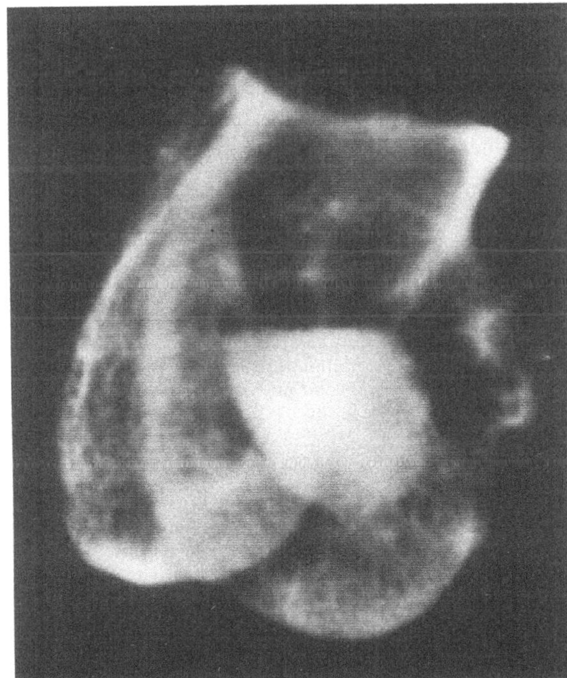

Abb. 18f. Röntgenaspekt 9 Wochen postoperativ. Auch röntgenologisch weiter deutliche Abgrenzbarkeit des HA-200-Materials mit zystischer Randreaktion

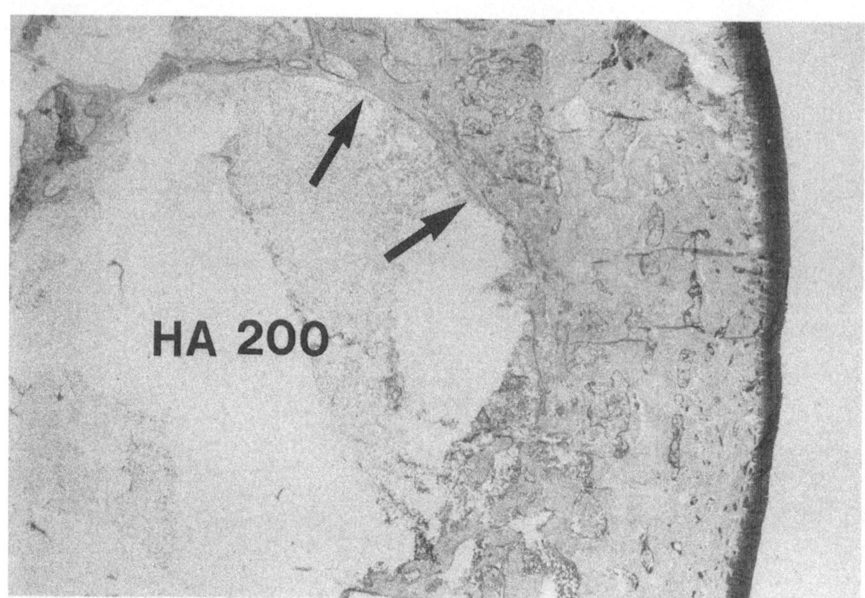

Abb. 18g. In der Übersichtsvergrößerung 12 Wochen postoperativ kein Einwachsen von Knochengewebe in das Knochenersatzmaterial. Beachte die zirkuläre Abgrenzung am Interface Implantat/Lager (*Pfeile*). Zur Orientierung am *rechten Bildrand* Gelenkknorpel (Giemsa, Vergr. 16:1)

zeigt sich sowohl im makroskopischen Bild (Abb. 18e) wie in der Röntgenaufnahme (Abb. 18f) und in den histologischen Schnitten (Abb. 18g), daß kaum Gewebe in das Material eingewachsen ist. Es ist weiter klar vom Knochen abgrenzbar. Ein nennenswerter knöcherner Einbau findet nicht statt. Auch die Langzeitkontrollen nach 6 Monaten zeigen weiter scharfe Abgrenzbarkeit vom Lager, Sklerosereaktion am Rand und keine Integration. Der Verlauf ist in Abb. 18a–g dargestellt und in der Tabelle 8 zusammengefaßt.

Zeit (postoperativ)	Befunde
2 Wochen	Nur minimale Einsprossung mesenchymaler Zellen am äußersten Rand der Implantate (Abb. 18b, c)
6 Wochen	Weiterhin nur am Rand geringe Invasion von mesenchymalen Zellen, kein Hinweis für osteoblastäre Aktivität (Abb. 18d)
12 Wochen	Keine Zellaktivität im Inneren der Implantate, beginnende Abgrenzung der HA-200-Implantate durch Sklerosesäume (Abb. 18g)
26 Wochen	Keinerlei zelluläre Invasion, sklerotische Abgrenzung, keine Knochenneubildung im gesamten Implantat

Tabelle 8. Übersicht: Ergebnisse nach Implantation eines Knochenersatzmaterials aus korallinem Hydroxylapatit, durchschnittliche Porengröße 200 µm (HA 200)

4.3.5
HA 500 (Hydroxylapatit, Porengröße 500 μm)

Bereits nach 2 Wochen findet man im Unterschied zu dem 200-μm-Material eine mesenchymale Zellinvasion am Rande des Implantats (Abb. 19a). Ab der 6. Woche sind noch deutlichere Unterschiede zu registrieren: Fibroblasten und Osteoblasten sind in das Knochenersatzmaterial weiter eingedrungen, und es werden erste Osteoidsäume erkennbar (Abb. 19b). Nach 9 Wochen weist bereits die Makrophotographie auf eine innige Verzahnung des Implantats mit dem umgebenden spongiösen Knochen hin (Abb. 19c). Die röntgenologische Darstellung des in der Dichte etwa dem umgebenden Knochen entsprechenden Materials läßt eine scharfe Abgrenzung gegenüber dem Lager nicht mehr erkennen (Abb. 19d). Die histologischen Präparate nach 12 Wochen bestätigen das geflechtartige Einwachsen von mesenchymalem Gewebe in die Hohlräume des Implantats, und zu diesem Zeitpunkt sind breite Bezirke mit osteoblastärer Aktivität (Osteoblastensäume) und deutlicher Knochenneubildung erkennbar. Die Langzeitkontrollen nach 6 Monaten lassen eine zunehmende Durchflechtung mit neugebildetem, mineralisiertem Knochen erkennen (Abb. 19e). Die Abb. 19a–e zeigen eine Zusammenstellung des Verlaufs, der in der Tabelle 9 zusammengefaßt ist.

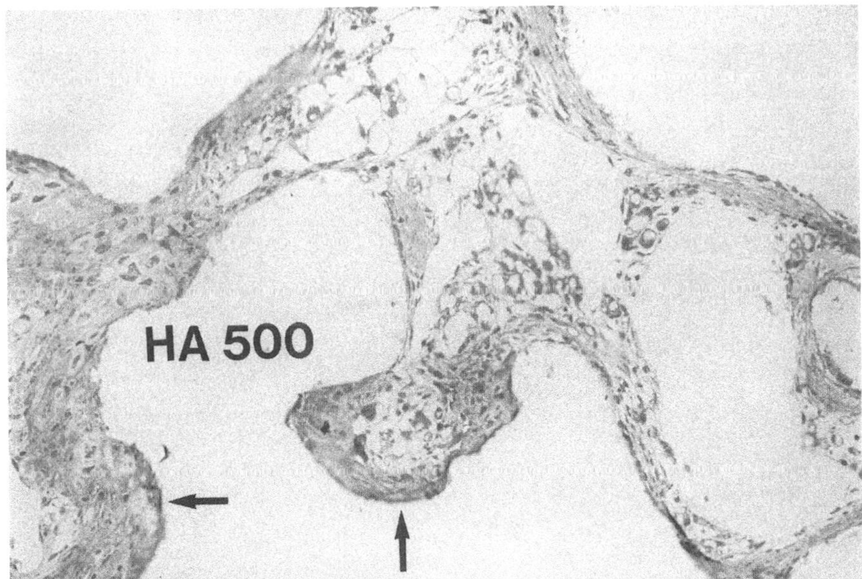

Abb. 19a. HA 500 2 Wochen nach Implantation. Gewebeeinsprossung in die weiten Poren des Knochenersatzmaterials. Beginnende Knochenneubildung entlang der Oberfläche des Materials (*Pfeile*). (Die leeren Flächen repräsentieren das Hydroxylapatitmaterial, das Gewebe ist in die Poren des Knochenersatzmaterials eingewachsen; Ladewig, Vergr. 48:1)

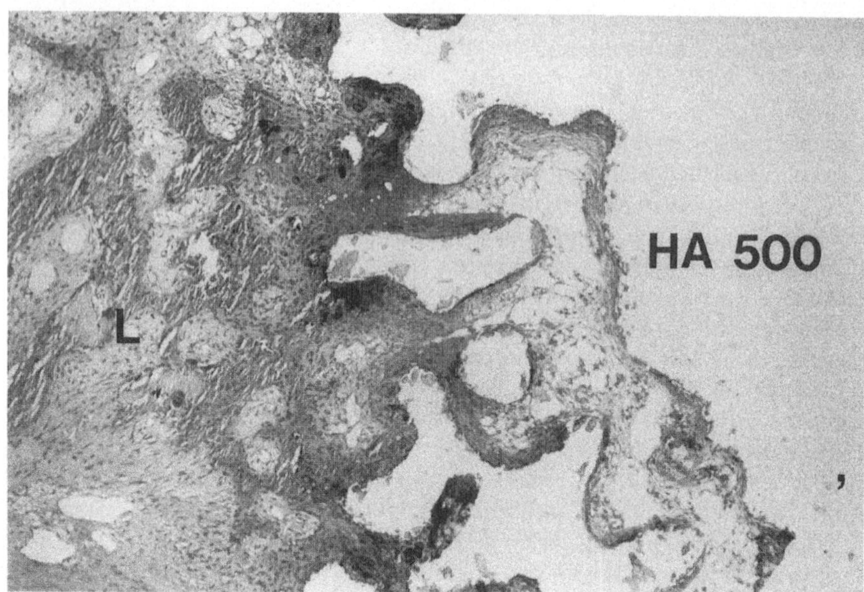

Abb. 19b. 6 Wochen postoperativ Osteoidproduktion (*violette Anfärbung*) entlang des Knochenersatz-materials (*L* Lagergewebe, *HA 500* Hydroxylapatitimplantat, Giemsa, Vergr. 40:1)

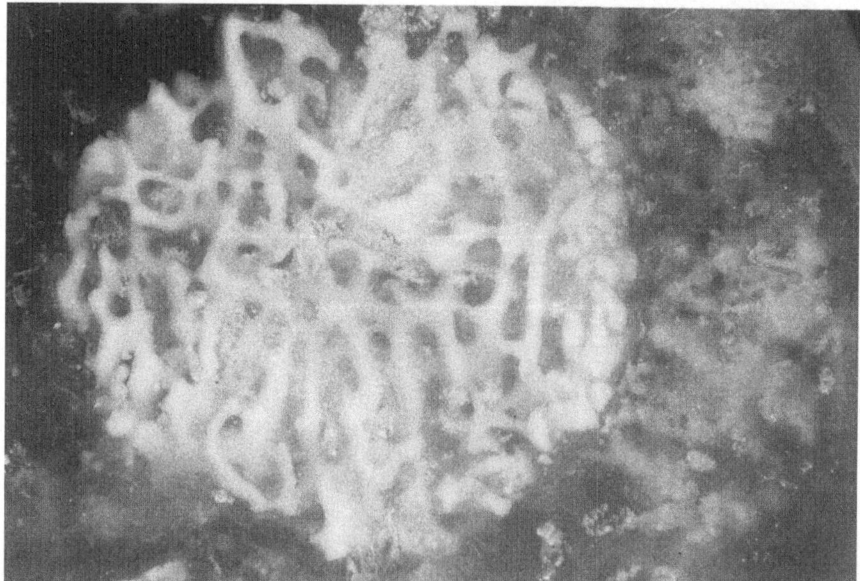

Abb. 19c. Makrophoto des eingebetteten Präparats 9 Wochen postoperativ. Deutlich erkennbar die größeren Poren und eingewachsenes Gewebe (Vergr. 14:1)

Abb. 19d. Röntgenaspekt nach 9 Wochen. Das großporige Hydroxylapatitmaterial erscheint mit dem umgebenden spongiösen Knochen bereits innig verbunden, es stellt sich keine scharfe Abgrenzung mehr dar

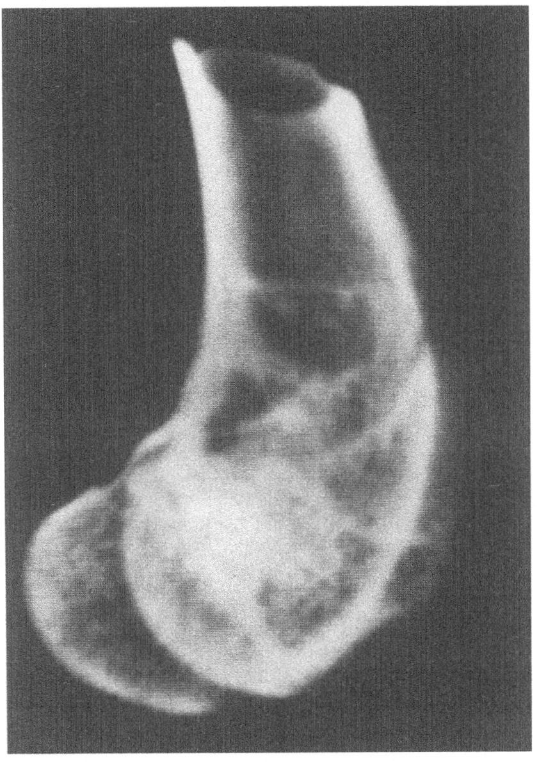

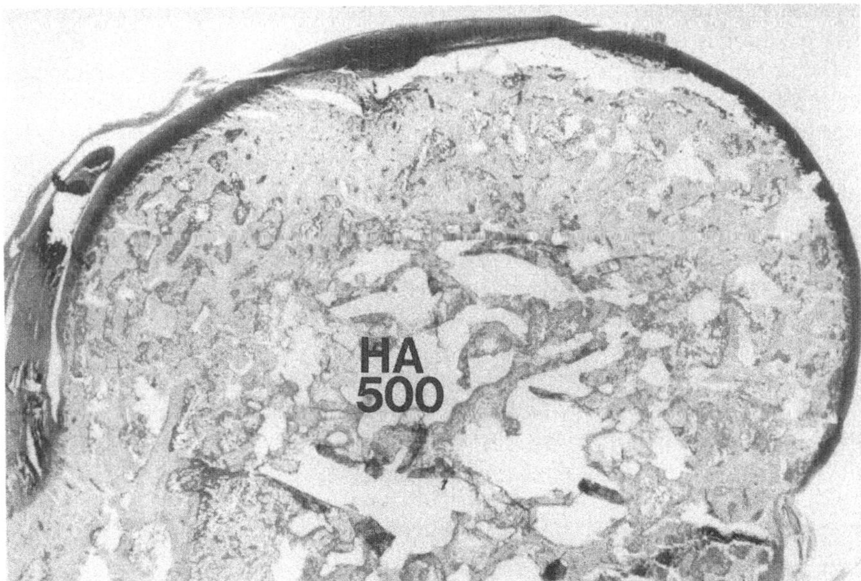

Abb. 19e. Nach 26 Wochen weitgehend knöchern durchwachsenes Hydroxylapatitimplantat mit annähernd vollständig mineralisiertem Knochen (Giemsa, Vergr. 12:1)

Zeit (postoperativ)	Befunde
2 Wochen	Extensive mesenchymale Zellinvasion in das gesamte Implantat (Abb. 19a)
6 Wochen	Deutliche Aktivität von Fibroblasten und Osteoblasten, Osteoidproduktion direkt dem Hydroxylapatit anliegend (Abb. 19b)
12 Wochen	Massive Penetration der Poren mit Osteoblasten, Mineralisierung von Osteoid
26 Wochen	Neugebildeter mineralisierter Knochen im Bereich des gesamten Implantats (Abb. 19e)

Tabelle 9. Übersicht: Ergebnisse nach Implantation eines Knochenersatzmaterials aus korallinem Hydroxylapatit, durchschnittliche Porengröße 500 µm (HA 500)

4.4
Diskussion

Das Konzept der Thermoinkubation allogener Knochentransplantate ist neu. Es wurde vom Autor erstmals im Jahre 1988 formuliert [92], als aufgrund des zunehmenden Bewußtseins hinsichtlich einer möglichen HIV-Übertragung durch allogene Knochentransplantate Probleme mit dem Management der Knochenbanken in den orthopädischen und traumatologischen Kliniken auftraten.

Die hier dargelegten Ergebnisse mit der Thermoinkubation betreffen die Integration von spongiösen allogenen Knochentransplantaten in einem knöchernen Lager. Diese Versuchskonzeption entspricht der typischen klinischen Situation der allogenen Knochentransplantation in der orthopädischen Chirurgie, in der allogene spongiöse Knochentransplantate in einen knöchernen Defekt eingebracht werden mit dem Ziel, eine Auffüllung des Defekts und langfristig eine Integration des transplantierten Materials zu erreichen.

Da die Notwendigkeit einer speziellen Behandlung allogener Knochentransplantate bislang unbekannt war, existieren noch keine anderen direkt vergleichbaren experimentellen Ergebnisse.

Ergänzende Experimente mit kortikalen Knochensegmenten wurden von Knaepler [86] beschrieben. Die Autoren beobachteten an Tibiadiaphysen von Ratten, daß bei 80 °C behandelte Kortikalissegmente keine wesentlichen Verzögerungen in der knöchernen Integration zeigten, während den bei 100 °C und 134 °C behandelten Knochenproben eine deutlich verminderte biologische Wertigkeit zugeschrieben wurde.

Inokuchi et al. [73] führten eine Decalcifizierung und anschließende Thermoinkubation von tumorbefallenen Kaninchenknochenteilen bei 65 °C bzw. 100 °C durch mit dem Ziel, durch die Wärmeapplikation die Tumorzellen zu zerstören. Nach heterotoper Replantation (in die Abdominalmuskulatur) wurde eine osteogene Reaktion, also Knochenneubildung, lediglich bei den bei 65 °C behandelten Proben gefunden, nicht jedoch bei den auf 100 °C erhitzten Proben. Die Autoren schließen daraus, daß bei einer 65 °C-Exposition die osteogene Potenz der Knochenpräparate noch in nennenswertem Ausmaß erhalten bleibt, während diese offensichtlich bei der 100 °C-Behandlung vollständig verlorengeht.

Die wesentliche und neue Erkenntnis der in dieser Arbeit dargestellten Versuche ist die bisher nicht beschriebene Beobachtung, daß das morphologisch zu beobachtende Einwachsverhalten thermoinkubierter allogener spongiöser Knochentransplantate qualitativ und im zeitlichen Ablauf gleichwertig ist mit der Integration konventioneller Transplantate, die ohne weitere Vorbehandlung direkt in die Tiefkühllagerung überführt wurden. Bevor jedoch die Beobachtungen im einzelnen zu diskutieren sind, sollen vorab einige mögliche kritische Einwände bezüglich des verwendeten Versuchsmodells angesprochen werden.

Es handelt sich bei dem Femurkondylus, also dem Bereich der distalen Femurmetaphyse, um ein spongiöses Wirtslagergewebe von hoher Qualität. Die Bedeutung des Lagers wurde bereits frühzeitig von Lexer [100] hervorgehoben, der ein ersatzstarkes, ein ersatzschwaches und ein ersatzunfähiges Lager unterschied. Auf die entscheidende Bedeutung der Vaskularisation für die Lagerqualität wurde von Eitel u. Schweiberer [45] hingewiesen. Zweifellos liegt mit dem metaphysären Knochen des Femurkondylus ein ersatzstarkes Lager vor, dessen eigene Kompetenz zugunsten einer Knochenbildung berücksichtigt werden muß.

Die Beobachtungen an den Leerlöchern zeigen, daß in der Tat nach der anfänglichen Blutkoagelformierung in dem traumatischen Bohrlochdefekt eine spontane Knocheneubildung in zentripetaler Richtung einsetzt. Dieser Prozeß ist nach einem Zeitraum von 12 Wochen annähernd abgeschlossen. Die Beobachtung an den Leerlöchern unterscheidet sich von den Angaben Katthagens [79], der auch nach mehrmonatiger Beobachtungszeit regelmäßig keine spontane Knochenneubildung im 6-mm-Bohrloch des Kaninchenfemurkondylus beobachten konnte. Diese Unterschiede in den Befunden sind sicherlich klärungsbedürftig, ohne daß sich auf Anhieb eine plausible Erklärung hierfür finden läßt.

Befunde an der Diaphyse des Kaninchenfemurs weisen darauf hin, daß eine kritische obere Grenze der Bohrlochgröße existiert (dort etwa 1 mm), ab der eine spontane Auffüllung mit neugebildetem Knochen nicht mehr erfolgt [46]. Unterstellt man eine vergleichbare Grenze für die Regeneration im spongiösen Knochen, so mögen geringe Modifikationen in der Bohrtechnik sich bereits in Form eines abweichenden Versuchsergebnisses auswirken. Auch bei Katthagen [79] variierten die Ergebnisse im Leerloch in einem bestimmten Rahmen. Andererseits beobachtete Schweiberer [155], daß beim Hund auch Defekte von 10 mm Durchmesser innerhalb von 3 Wochen knöchern durchbaut werden. Zu diskutieren wäre bei diesen Differenzen also auch eine speziesspezifisch unterschiedliche Knochenregenerationsfähigkeit, obwohl schwer vorstellbar ist, warum die prinzipiellen Vorgänge der Knochenheilung sich bei verschiedenen Tierarten wesentlich unterscheiden sollten. So weist Simmons [160] in seinem Beitrag über die vergleichende Physiologie des Knochens darauf hin, daß die reparativen Vorgänge während der Frakturheilung bei allen bisher untersuchten Vertebraten ganz ähnlich ablaufen.

Insgesamt bringen die hier präsentierten Ergebnisse der Knochenregeneration im Leerloch, die auch die oftmals heftig diskutierten Ergebnisse von Katthagen noch einmal überprüfen sollten, kein Licht in die bestehenden unterschiedlichen Meinungen. Es besteht sicherlich weiterhin der Bedarf an einer definitiven Klärung der Knochenregenerationsfähigkeit bei verschiedenen Spezies anhand exakter, vergleichbarer Versuchsansätze.

Zum anderen liegt keine Vergleichsgruppe mit einem echten Versager der knöchernen Integration im Sinne einer Negativkontrolle vor. Die Frage, ob in die Versuchsreihe ein Material mit erwiesenermaßen schlechter bzw. fehlender Eignung für die Auffüllung von Knochendefekten eingeschlossen werden sollte, wurde bereits bei der Konzeption der Versuche ventiliert. In Frage wäre beispielsweise die Anwendung eines Kieler Spans ([16] – stellvertretend für viele andere Arbeiten) oder die Prüfung von autoklavierten allogenen Transplantaten gekommen. Jedoch gilt spätestens nach den bereits zitierten Untersuchungen von Schweiberer [155] aus dem Jahr 1970, der experimentell nachwies, daß der Kieler Span als Knochenersatzmaterial unbrauchbar ist und eher ein Hindernis für die Knocheneubildung darstellt, dieses Verfahren als obsolet und hat klinisch heute praktisch keine Bedeutung mehr. Auch die oben genannten experimentellen Befunde mit autoklavierten Knochentransplantaten weisen einheitlich nach, daß sie für die Auffüllung von Knochendefekten nicht bzw. nur in Ausnahmeindikationen geeignet sind.

In der Absicht, die Zahl der für die Klärung der Fragestellung zu opfernden Versuchstiere auf ein Mindestmaß zu beschränken, wurde daher darauf verzichtet, Materialien nochmals zu untersuchen, deren Unbrauchbarkeit bereits erwiesen ist. Wie die folgenden Ausführungen zeigen, sind die dargestellten Beobachtungen bereits geeignet, die Fragestellung der Versuchsreihe suffizient zu beantworten.

Das vorrangige Ziel dieser Studie war der morphologische Vergleich des Einwachsverhaltens von konventionell kältekonservierten Transplantaten und solchen, die vor der Tiefkühllagerung zusätzlich dem neuen Verfahren der Thermoinkubation unterworfen worden waren.

Im Gegensatz zu den Beobachtungen an den Leerlöchern wurde 2 Wochen nach der Operation regelmäßig eine kräftige osteoklastäre Aktivität gegenüber den Transplantaten registriert mit gelegentlicher Aggregation von Lymphozyten sowie Ansammlung mesenchymaler Zellen. Dann, nach 4 – 6 Wochen, trat eine zunehmende Differenzierung zu Fibroblasten und Osteoblasten auf mit Bildung von Osteoid und Nachweis direkter knöcherner Überbrückung zwischen Lager und Transplantat. Diese Beobachtungen wurden in gleicher Weise und in dem gleichen zeitlichen Ablauf sowohl bei den konventionellen wie bei den thermoinkubierten Präparaten gemacht. Sie stellen, wie die Abb. 20 noch einmal zusammenfassend zeigt, einen qualitativ von den Vorgängen bei der Regeneration im Leerloch völlig verschiedenen Prozeß dar. Die Transplantate werden augenscheinlich knöchern integriert, und die mikroskopisch erkennbaren Vorgänge können nicht einer unspezifischen spontanen Knochenneubildung zugeschrieben werden.

Da zwischen den beiden Transplantatarten weder qualitative Unterschiede noch Unterschiede im zeitlichen Ablauf des Einheilungsprozesses auszumachen waren, ergibt sich daraus die Schlußfolgerung, daß tatsächlich in dem untersuchten Versuchsmodell der Prozeß der knöchernen Einheilung allogener Knochentransplantate durch die Thermoinkubation bei 65 °C nicht merkbar beeinträchtigt wird.

Wenn man sich um alternative Möglichkeiten bemüht, die ganz oder teilweise an die Stelle der Knochentransplantation treten könnten, so ist an erster Stelle an Knochenersatzmaterialien aus Hydroxylapatit zu denken. Diese Substanzen finden bislang vornehmlich in der Kieferchirurgie Anwendung [20]. Für Applikationen in der orthopädischen Chirurgie waren v. a. die Untersuchungen von Katthagen hilfreich, der die Eignung verschiedener angebotener Ersatzmaterialien tierexperimentell ebenfallls im Kaninchenfemurkondylus, also im spongiösen Lager, mit je nach verwendetem Material unterschiedlichen Ergebnissen untersuchte [79]. Andere Autoren führten Untersuchungen im kortikalen Lager [105] mit durchweg schlechten Ergebnissen durch.

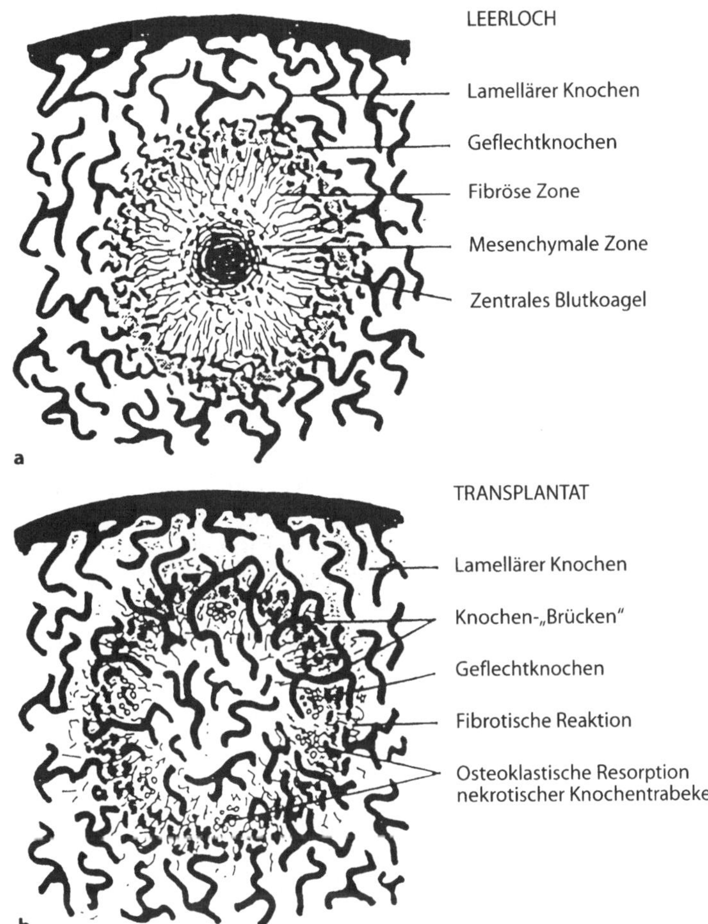

Abb. 20a, b. Schematische Übersicht der Reparationsvorgänge am Leerloch (**a**) und bei den Transplantaten (**b**). Angesichts der identischen Vorgänge bei den konventionell tiefgekühlten sowie den thermoinkubierten Transplantaten sind die beiden Transplantatgruppen in einem Schema zusammengefaßt

Dem hier untersuchten Material, das durch hydrothermale Umwandlung des aus Calciumcarbonat bestehenden Skeletts zweier Korallenarten entsteht [66], wird im Vergleich mit bovinem oder synthetisch hergestelltem Hydroxylapatit v. a. eine gute Permeabilität aufgrund der hohen natürlichen Interkonnektivität der Poren zugeschrieben [180].

In der Kieferchirurgie wurden mit der Verwendung des Materials mit der Porengröße von 200 μm (Interpore 200) gute Ergebnisse mitgeteilt [51, 64, 130].

Nur vereinzelt finden sich Berichte über die Anwendung des 500-μm-Materials (Interpore 500) bei anderen Fragestellungen. So berichten Martin et al. [107] über rasche knöcherne Integration im spongiösen Lager beim Hund. Nach diesen Autoren ist das Material wegen der geringeren mechanischen Stabilität für die Auffüllung kortikaler Defekte weniger geeignet. Ebenfallls beim Hund wurden metaphysäre Defekte von Sartoris et al. [150] untersucht. Nach Auffassung dieser Autoren ist das Material unter radiologischen und biomechanischen Gesichtspunkten sogar einem autologen Knochentransplantat überlegen.

In einer prospektiven randomisierten Studie untersuchten Buchholz et al. [21] die Anwendung von Interpore 500 bei 40 Tibiakopffrakturen im Vergleich mit autologen Knochentransplantaten. Da sich im Endergebnis der Behandlung keine signifikanten Unterschiede zwischen den beiden Gruppen fanden, schließen die Autoren, daß dieses Knochenersatzmaterial für diese spezifische Indikation genauso effektiv wie ein autologes Knochentransplantat ist.

Die in dieser Arbeit vorgestellten qualitativen Untersuchungen erlauben selbstverständlich nur limitierte Interpretationen. Vergleiche mit anderen Untersuchungen sind wegen unterschiedlicher Versuchsbedingungen problematisch. Festzuhalten ist, daß in diesem Modell mit hoher Lagerqualität das Einwachsen von Knochen in das Knochenersatzmaterial bei einer Porengröße von 200 μm nicht nachgewiesen worden ist. Dagegen findet man bei dem bisher wenig untersuchten Material mit einer Porengröße von 500 μm, das auch im heterotopen Lager bei Primaten zur Knochenneubildung führen soll [140], regelmäßig eine deutliche knöcherne Integration (Abb. 21).

Es scheint also in dem vorliegenden Versuchsmodell eine untere Grenze der Porosität zu bestehen, ab welcher diese knöcherne Integration nicht mehr stattfindet. Für eine klinische Anwendung ist daher darauf zu achten, daß die Porengröße des Materials in etwa derjenigen des Lagers entsprechen sollte, wenn eine knöcherne Integration erreicht werden soll. Der Anteil von solidem Hydroxylapatit am gesamten Materialvolumen ist bei dem untersuchten Interpore 500 mit 35 % [65, 140] ähnlich dem Anteil von ca. 25 % solidem Knochen in humaner Spongiosa [54]. Zu beachten sind dabei jedoch die anderen Materialeigenschaften des im Vergleich zu Interpore 200 höhergradig porösen Materials [70], v. a. die höhere Sprödigkeit und geringere Stabilität.

Ausgiebige Erörterungen hinsichtlich der geeigneten Porengröße von Knochenersatzmaterialien werden von Klawitter u. Hulbert angestellt [81]. Nach diesen Autoren ist eine Mindestporengröße von rund 200 μm erforderlich, um das Einwachsen von Knochen zu ermöglichen. Größere Poren bieten dem Einwachsen von Gefäßen weniger Hemmnisse und erleichtern in der Folge die spätere Mineralisation. Naturgemäß kann jedoch die Größe der Poren nicht nach oben beliebig erweitert werden, ohne die Stärke des Materials schließlich soweit zu vermindern, daß es vom Standpunkt der praktischen Anwendung her nutzlos wird. Die Etablierung einer Mindestporengröße ist daher sinnvoll.

In den hier dargestellten Versuchen konnte lediglich mit dem größerporigen Material, nämlich dem Hydroxylapatit mit einer durchschnittlichen Porengröße von 500 μm, ein knöchernes Einwachsen nachgewiesen werden, nicht jedoch mit dem 200-μm-Material. Der Grund hierfür kann möglicherweise in einem weiteren wichtigen Phänomen der Beschaffenheit von Knochenersatzmaterialien liegen, nämlich in der Interkonnektivität der Poren. Klawitter u. Hulbert [81] weisen darauf hin, daß eine Keramik mit einer Porengröße von 100 μm wenig sinnvoll ist, wenn die Verbindungen zwischen den einzelnen Poren nur einen Durchmesser von wenigen Mikrometern haben. Dieser Gesichtspunkt, nämlich ein im Vergleich zur Porengröße selbst geringerer Durchmesser der Interkonnektionen zwischen den Poren, mag dazu beigetragen haben, daß erst das größerporige Material ein zuverlässiges Einwachsen von Knochengewebe ermöglichte.

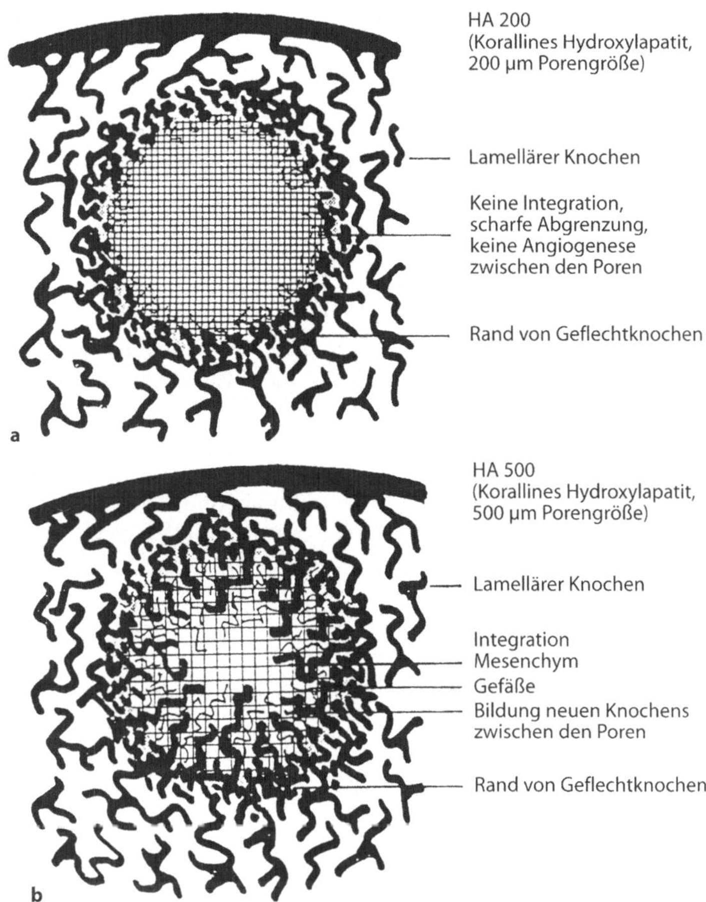

Abb. 21a,b. Schematische Übersicht der Vorgänge bei dem Knochenersatzmaterial aus Hydroxylapatit mit 200 µm (**a**) bzw. 500 µm (**b**) durchschnittlicher Porengröße

Die offenbar hohe Bedeutung der Interkonnektivität der Poren wird auch deutlich, wenn man einem scheinbaren Widerspruch der hier präsentierten Ergebnisse zu den Beobachtungen von Eggli et al. [43] nachgeht. Diese Autoren fanden eine Knochenneubildung bei einem synthetischen Hydroxylapatit geringer Porengröße (50–100 µm), nicht jedoch bei dem Hydroxylapatit mit Porengrößen von 200–400 µm. Jedoch liegen bei dem von diesen Autoren untersuchten synthetischen Hydroxylapatit zahlreiche Interkonnektionen lediglich bei dem kleinporigen Material vor, während die Substanz mit den größeren Poren nach den in dieser Arbeit gemachten Angaben praktisch keine Verbindungen zwischen den Poren aufweist.

Eine knöcherne Einheilung fand also im Rahmen der hier vorgestellten experimentellen Studie lediglich bei dem größerporigen Material statt. Sie ist qualitativ zu unterscheiden von dem Integrationsprozeß der Knochentransplantate. Bei diesen war morphologisch regelmäßig eine unmittelbare Brückenbildung zwischen Lager und Transplantat zu beobachten, während bei dem Knochenersatzmaterial ein Anwachsen von neugebildetem Knochen an die „Trabekel" des Hydroxylapatits stattfand.

Faßt man die Ergebnisse der tierexperimentellen Untersuchungen mit konventionell tiefgekühlten sowie zusätzlich thermoinkubierten allogenen Knochentransplantaten, dem korallinen Knochenersatzmaterial in 2 verschiedenen Porengrößen sowie den Leerlochkontrollen zusammen, so läßt sich folgendes sagen:

- Die Thermoinkubation der allogenen Knochentransplantate führte zu einem qualitativ gleichwertigen Einwachsverhalten im Vergleich mit konventionell tiefgekühlten Transplantaten.
- Damit waren die Voraussetzungen dafür geschaffen, das Konzept der Thermoinkubation allogener Knochentransplantate in einer engmaschig beobachteten Serie der Überprüfung in der klinischen Anwendung zu unterziehen.
- Eine zwingende Notwendigkeit zum klinischen Einsatz eines Knochenersatzmaterials als Alternative zur allogenen Knochentransplantation ergibt sich in dem Fall, daß ein praktikables Verfahren zur Eliminierung der HIV-Übertragungsgefahr in allogenen Knochentransplantaten vorliegt, zunächst nicht.

5 Klinische Anwendung thermoinkubierter allogener Knochentransplantate

5.1
Vorbemerkungen

Wie eingangs geschildert, hat das Auftreten der HIV-Erkrankung zu erheblichen Problemen in der Handhabung von Knochenbanken geführt. Vor allem liegt der Grund darin, daß die Infektion nicht sofort serologisch nachweisbar ist. In diesem Fall hätte eine einfache Ergänzung der bisherigen Screening-Maßnahmen der Knochenspender um eine zusätzliche Laboruntersuchung genügt, um das unverändert problemarme Funktionieren des Knochenbanksystems zu gewährleisten.

Jedoch existiert eine diagnostische Lücke („window period" [67, 143] zwischen Infektion und serologischer Nachweisbarkeit, deren Länge unsicher ist. Auch ein 3 Monate nach der Erstuntersuchung wiederholter Test, wie er nach den BÄK-Richtlinien vorgesehen ist, kann nur eine Verminderung des Risikos bringen, aber keine Sicherheit geben. Dies gilt entsprechend auch für einen 6-Monats-Test, der in den USA seit April 1991 gefordert wird [3].

Zwar ist offenbar die HIV-Infektion gegenwärtig immer noch selten. Eine zahlenmäßige Schätzung für die Bundesrepublik Deutschland wird bewußt nicht gegeben, da eine zuverlässige Datenbasis nicht existiert. Deutschland ist neben den Niederlanden weltweit das einzige Land, das für Aids keine Meldepflicht hat [33]. Nach einer Übersicht von Quinn [133] vom August 1992 sind zu diesem Zeitpunkt in den USA rund 1 Mio. Menschen mit HIV infiziert. Aids war bis 1991 die Todesursache von 150 000 Amerikanern und gilt dort als eine der führenden Todesursachen von Personen zwischen 25 und 45 Jahren [34]. Nach Schätzungen der Vereinten Nationen ist bis zum Jahr 2000 mit 20 Mio. Aids-Toten zu rechnen [2].

Wenn auch besonders bei den meist im höheren Alter befindlichen lebenden Knochenspendern, die sich typischerweise einer Hüftprothesenoperation unterziehen und deren Femurkopf in die Knochenbank gelangt, nicht von einer hohen Durchseuchung auszugehen ist und das übliche Screening eine HIV-Übertragung sehr unwahrscheinlich macht [22], wird niemand – sei es als Patient oder als behandelnder Arzt – angesichts der verheerenden Folgen dieser Erkrankung bereit sein, auch nur das geringe Restrisiko einer akzidentellen Übertragung auf sich zu nehmen. Daher wäre es wünschenswert, ein Behandlungsverfahren für Knochentransplantate zur Verfügung zu haben, um auch dieses geringe Restrisiko zu beseitigen.

Nach den zufriedenstellenden experimentellen Ergebnissen konnte daher in einer Pilotstudie die klinische Anwendung thermoinkubierter allogener Knochentransplantate erfolgen. Die ersten mittelfristigen Beobachtungen werden im folgenden dargestellt.

5.2
Material und Methoden

Bei den Knochentransplantaten handelte es sich überwiegend um Femurköpfe, die anläßlich von Prothesenimplantationen entnommen wurden. Für die konventionelle Tiefkühlung wurden die Präparate entknorpelt, geteilt und 3fach luftarm folienverpackt und eingeschweißt. Die Aufbewahrung erfolgte im Tiefkühlschrank bei einer Temperatur von −70 °C.

Für die Wärmebehandlung gelangten die in gleicher Weise steril verpackten Präparate zunächst in ein 65 °C-Wasserbad mit kontinuierlicher Strömung und elektronischer Temperaturkontrolle, wie bereits beschrieben. Nach Ablauf von 24 h wurden die Transplantate in die Tiefkühlung überführt.

Präparate mit positivem Bakteriologiebefund, mit auffälligen Angaben in der zugehörigen Spenderanamnese oder unvollständigen oder auffälligen serologischen Befunden wurden selbstverständlich gemäß den Knochenbankrichtlinien von der Transplantation ausgeschlossen.

Die radiologische Beurteilung der Transplantate erfolgte durch 3 unabhängige Untersucher anhand des unten wiedergegebenen Scores, der eine Modifikation der Einteilung von Stringa u. Mignani [170] darstellt. Für die zusammenfassende Auswertung wurden bestimmte Zeiträume (s. Abb. 22) nach der Operation untersucht: Von den jeweils vorliegenden Scorewerten wurden die Medianwerte gebildet und gegenübergestellt, so daß ein Abbild des knöchernen Einbaus nach radiologischen Kriterien für die beiden Transplantatarten (konventionell/thermoinkubiert) resultiert.

Röntgenscore zur Beurteilung des Einwachsverhaltens der Transplantate (mod. nach Stringa u. Mignani [170]):

Score 1: (fast) vollständige Resorption des Transplantats
Score 2: Weitgehende Resorption des Transplantats
Score 3: Rarefizierung der Knochenstruktur, Resorptionszeichen, Verminderung der Strukturdichte
Score 4: Zunahme der Strukturdichte, appositionelles Wachstum, evtl. „wolkige" Strukturierung
Score 5: Höhere Strukturdichte als bei Score 4, beginnende Zeichen struktureller Neuorganisation
Score 6: Strukturneuorganisation, strähnige Zeichnung, evtl. Abbau überflüssigen Knochens, erste Brückenbildungen
Score 7: Fast vollständig erscheinende knöcherne Integration
Score 8: Kontinuität mit der Umgebung, Trabekelorientierung wie Lager, augenscheinliche knöcherne Einheilung

5.3
Ergebnisse

5.3.1
Patientengut

Insgesamt erhielten 49 Patienten über einen definierten Beobachtungszeitraum von
20 Monaten wärmebehandelte Transplantate. Als Vergleichskollektiv wurden 37
Patienten herangezogen, die teils vor Beginn und teils nach vorläufigem Abschluß
der Pilotstudie operiert wurden und die konventionell tiefgekühlte Transplantate
erhielten.

Bei der Gruppe mit wärmebehandelten Transplantaten konnte eine Wiederfin-
dungsquote von 89,8 % erzielt werden, bei der konventionellen Gruppe eine solche
von 75,7 %. Die meisten Patienten konnten persönlich untersucht werden. Weitere
Informationen über die häufig aus weiter entfernten Orten stammenden und aufgrund der Schwere ihrer Primärerkrankung oder ihres Alters nur beschränkt reise-
freudigen Patienten wurden durch Beantwortung von Fragebögen oder durch Aus-
künfte und Überlassung von Röntgenbildern durch auswärtige Kollegen, denen hierfür gedankt sei, gewonnen. Einzelheiten hinsichtlich der Patientendaten sind in der
Tabelle 10 zusammengefaßt. Im Vordergrund bei den Indikationen für die Operationen mit Knochentransplantaten standen Pfannenlockerungen bei Hüftendoprothe-
sen (Tabelle 11).

Tabelle 10. Patientendaten

	Wärmebehandelte Transplantate		Konventionelle Transplantate	
	Absolut	%	Absolut	%
Gesamtzahl	49		37	
Nachkontrolliert	44	89,8	28	75,5
Davon persönlich gesehen	27	61,3	18	64,3
Andere Information	17	38,7	10	35,7
Männlich/weiblich	17/32		13/24	
Alter (Durchschnitt)	59,2 (17,2 – 80,9)		56,6 (2,4 – 82,0)	
Nachuntersuchungszeit [Monate]	24,9 (7,3 – 43,9)		29,3 (5,2 – 53,1)	

Tabelle 11. Indikationen für die Operationen mit Knochentransplantaten (nachkontrollierte Patienten)

	Wärmebehandelte Transplantate		Konventionelle Transplantate	
	Absolut	%	Absolut	%
Pfannenlockerung	17	63	12	66,6
Fraktur mit Defekt	4	14,8	3	16,6
Knochenzyste	3	11,1	2	11,2
Tumor	3	11,1	1	5,6

5.3.2
Verläufe

Die Beobachtung während der stationären Behandlung sowie die nochmalige Akten-analyse anläßlich der Nachuntersuchung ließen für die klinische Anwendung intra-operativ sowie hinsichtlich des perioperativen Verlaufs keine auffälligen Unterschiede bei den konventionellen und den zusätzlich thermisch behandelten Transplantaten erkennen. Abgesehen von den im folgenden geschilderten Komplikationsfällen bestanden keine Besonderheiten im klinischen Verlauf oder bei den regelmäßigen serologischen Kontrollen (Blutbild, Leukozytenzahl, BSG).

Die ermittelten Einzelwerte der Röntgenscores sind in der Tabelle 12 dargestellt. In der Zusammenfassung ist die vergleichende Evaluierung der radiologischen Er-gebnisse der Abb. 22 zu entnehmen. Auffällig erscheint eine leichte Verzögerung im knöchernen Einbau nach radiologischen Kriterien bei den wärmebehandelten Trans-plantaten zwischen der 39. und 52. Woche, die jedoch nach der 52. Woche wieder aus-geglichen ist.

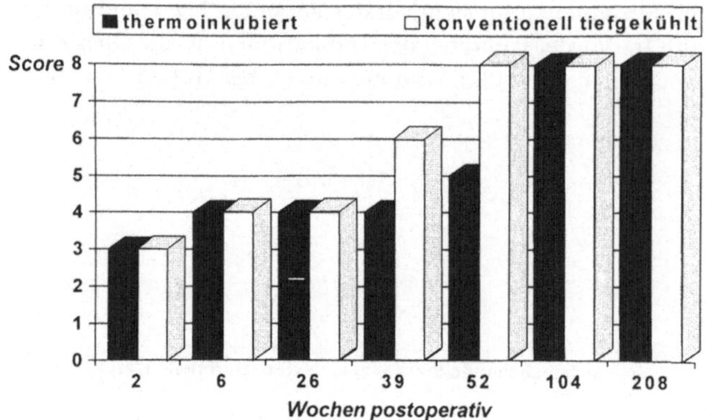

Abb. 22. Medianwerte der Röntgenscores im zeitlichen Verlauf nach der Knochentransplan-tation

Tabelle 12. Einzelwerte der Röntgenscores *Tr. Art* Art des Transplantats, *t* thermoinkubiert, *k* konventionell, *Mon* postoperative Kontrolle nach x Monaten, *Sc.* entsprechender Röntgenscorewert bei der jeweiligen Kontrolle, *TEP* Totalendoprothese, *n.* nach, *u.* und)

Name	Geburts-datum	Diagnose	Tr. Art	Monate (post-operativ)	Röntgen-score	Mon.	Sc.	Mon.	Sc.	Mon.	Sc.
B.S.	18.03.73	Aneurysmatische Knochenzyste Klavikula	t	1,4	3	7,9	5				
B.E.	31.12.11	Postarthritische Koxarthrose	t	0,5	3	18,7	4				
D.F.	09.06.57	Posttraumatische u. postinfektiöse subtrochantäre Pseudarthrose	t	19	8						
D.K.	21.10.42	Solit. Knochenzyste Klavikula	k	5,5	3	10,6	6	53,1	8		
F.H.	26.11.27	Postnekrot. Koxarthrose	t	4,3	0	35,5	8				
G.E.	15.01.09	Pfannenlockerung nach Hüft-TEP	t	5,3	0	20,9	7				
H.C.	03.03.25	Pfannen- u. Schaftlockerung nach Hüft-TEP	k	5,2							
H.A.	23.01.18	Pfannen- u. Schaftlockerung nach Hüft-TEP	k	0,7	3	2,7	7	13,3	8		
H.R.	18.01.43	Fibröses Histiozytom distales Femur	t	1,4	4	5,6	4	12,3	4	20,6	5
H.A.	07.11.30	Pfannen-u. Schaftlockerung nach Hüft-TEP	t	24,9	8	31,2	8				
I.G.	05.01.20	Pfannenlockerung nach Hüft-TEP	t	0,7	4	15,9	8				
K.A.	25.09.06	Pfannen- u. Schaftlockerung nach Hüft-TEP	k	36,2	8						
K.A.	21.04.10	Pseudarthrose dist. Radius	k	3,0	6	4,4	6	50,9	8		
K.A.	26.01.14	Pfannenlockerung nach Hüft-TEP	t	0,6	3	13,1	4				
K.W.	30.03.46	subtrochantäre Schenkelhalsfraktur	t	1,3	4	3,4	6	5,6	2	41,8	2
K.M.	02.11.29	Pfannen- u. Schaftlockerung nach Hüft-TEP	t	5,0	4	16,5	4				
K.L.	26.05.35	Pfannenlockerung nach Hüft-TEP	k	1,7	3	11,4	8				
K.H.	12.01.15	Pfannenlockerung nach Hüft-TEP	t	1,7	3	43,9	8				
L.A.	14.01.09	Subtrochantäre 2 Etagen-Fraktur	t	0,4	3	28,2	8				
L.A.	15.04.30	Pfannen- u. Schaftlockerung nach Hüft-TEP	t	22,6	2						
L:B.	12.09.74	Juvenile Knochenzyste Klavikula	k	36,2	8						
L.H.	14.08.37	Pfannenlockerung nach Hüft-TEP	t	6,4	4	30,6	8				
M.M.	21.07.25	Pfannenlockerung nach Hüft-TEP	k	2,8	3	11,2	6				
M.M.	22.04.21	Pfannenlockerung nach Hüft-TEP	t	2,9	4	24,1	8				
M.A.	12.01.39	Enchondrom Humerus	t	10,9	4	17,0	4	23,3	6	38,2	8
M.L.	31.10.34	Pfannen- u. Schaftlockerung nach Hüft-TEP rechts	t	0,1	3	2,7	4	14,4	4	19,3	5
M.L.	31.10.34	Pfannen-u. Schaftlockerung nach Hüft-TEP links	t	0,3	3	0,8	3	1,5	4		
M.M.	27.08.57	Trümmerfraktur Humerus	t	0,5	3	7,2	3	13,9	4	36,8	8
M.A.	18.01.07	Pfannenlockerung nach Hüft-TEP	k	52,4	6						
M.H.	21.08.72	Eosinophiles Granulom Schenkelhals	t	0,4	4	1,4	6	3,5	6	16,5	8

Tabelle 12. (Fortsetzung)

Name	Geburts-datum	Diagnose	Tr. Art	Monate (post-operativ)	Röntgen-score	Mon.	Sc.	Mon.	Sc.	Mon.	Sc.
M.F.	21.11.14	Pfannen-u. Schaftlockerung nach Hüft-TEP	t	0,4	3	1,8	4	38,0	6		
N.K.	07.01.46	Pfannenlockerung nach Hüft-TEP	t	4,2	4	15,1	5				
O.A.	23.03.64	Pfannenlockerung nach Hüft-TEP	k	5,3	4	52,0	8				
P.A.	04.07.15	Pfannenlockerung nach Hüft-TEP	t	0,4	4	37,0	7				
R.D.	14.09.88	Eosinophiles Grunulom proximales Femur	k	2,3	6	5,8	4				
R.W.	14.08.41	Pfannen-u. Schaftlockerung nach Hüft-TEP	t	2,4	4	3,8	4	6,4	4	47,0	8
R.M.	21.11.41	Pfannenlockerung nach Hüft-TEP	k	2,9	6	49,9	8				
S.E.	21.02.15	Pfannen-u. Schaftlockerung nach Hüft-TEP	k	0,6	4	7,3	4	18,4	8		
S.L.	21.07.23	Pfannenlockerung nach Hüft-TEP	t	0,6	3	2,7	4	16,1	8		
S.M.	08.02.25	Pfannen-u. Schaftlockerung nach Hüft-TEP	t	41,5	8						
S.M.	27.08.08	Pfannenlockerung nach Hüft-TEP	t	1,2	4	26,6	8				
S.L.	15.11.28	Pfannenlockerung nach Hüft-TEP	k	8,4	3						
T.A.	17.01.15	Pfannenlockerung nach Hüft-TEP	t	0,6	4	8,0	7				
V.L.	08.06.26	Pfannenlockerung nach Hüft-TEP	k	3,0	4	7,0	4	11,8	6	23,6	8
W.G.	15.07.28	Pfannen-u. Schaftlockerung nach Hüft-TEP	t	3,3	5	26,0	8				
W.A.	21.03.19	Pfannen-u. Schaftlockerung nach Hüft-TEP	k	38,8	8						

5.3.3
Beispiele

Einige Fälle aus dem Krankengut sind in den Abb. 23–29 dokumentiert, denen auch jeweils exemplarisch die radiologische Stadieneinteilung entnommen werden kann.

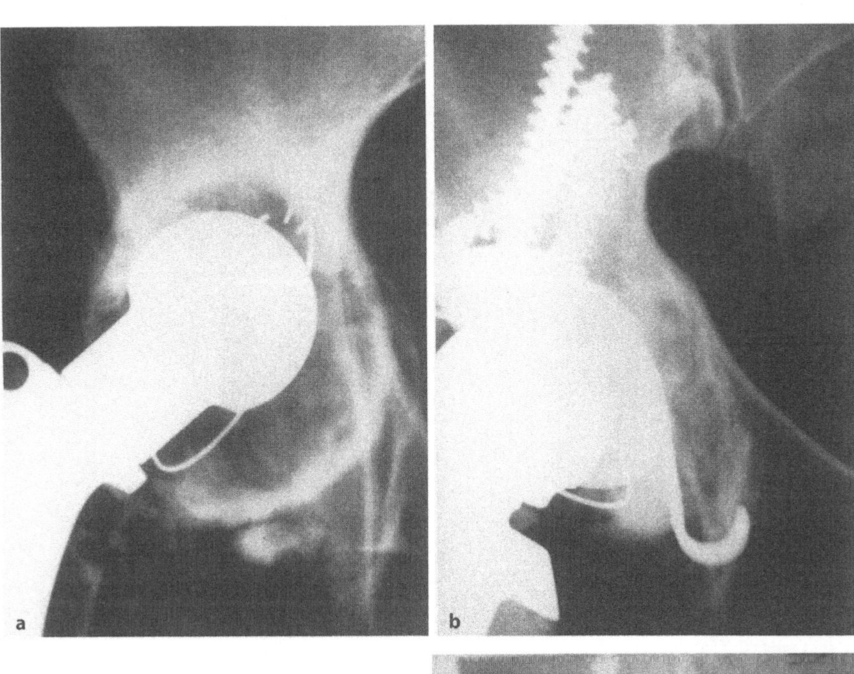

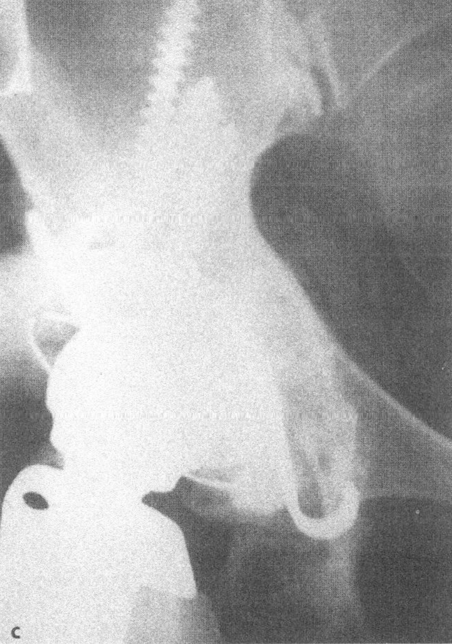

Abb. 23a–c. Patient L.V. Konventionelles Transplantat
a präoperativ. Dislozierte zementierte Polyäthylenpfanne. Deutlich zu erkennen der gebrochene Markierungsring der Polyäthylenpfanne
b 7 Monate postoperativ nach Pfannenaufbau mit allogenem Knochentransplantat und Stützschale noch geringe Strukturdichte im Transplantat (Stadium 3)
c 12 Monate postoperativ Strukturneuorganisation, teils strähnige Zeichnung, erste Brückenbildungen (Stadium 6)

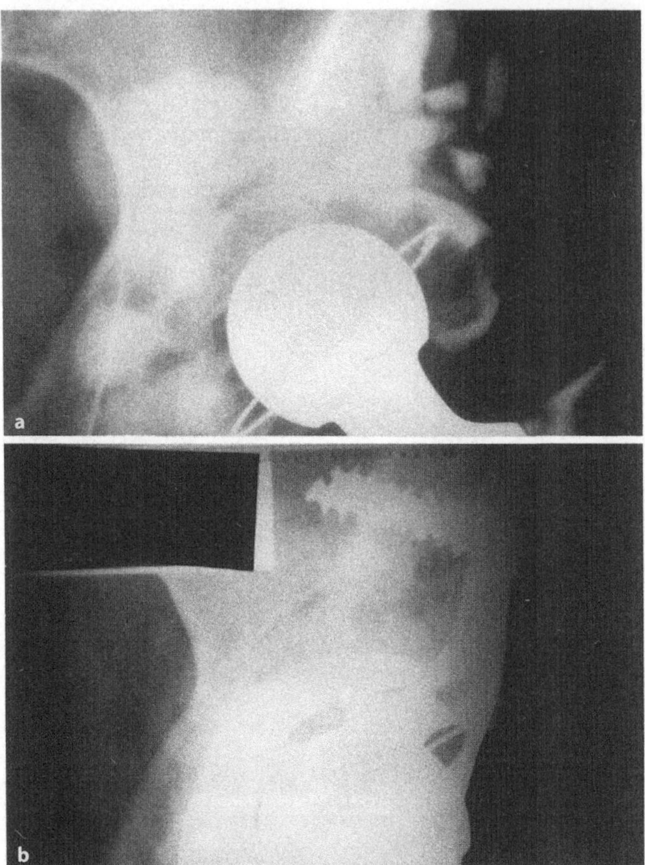

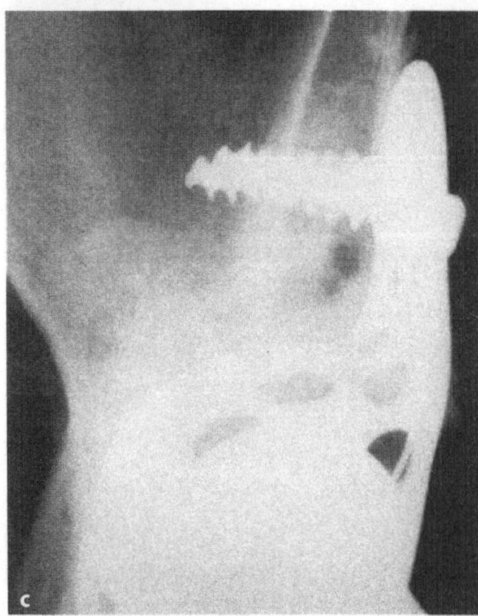

Abb. 24a–c. Patient H.L. Wärmebehandeltes Transplantat.
a präoperativ. Lockerung einer zementierten Polyäthylenpfanne mit dislozierten Zementfragmenten.
b 7 Monate postoperativ. Strukturdichte annähernd wie Lager, aber Transplantat noch wolkig strukturiert und abgrenzbar vom Lager (Stadium 4)
c 29 Monate postoperativ fast vollständig imponierende knöcherne Integration des Transplantats (Stadium 7)

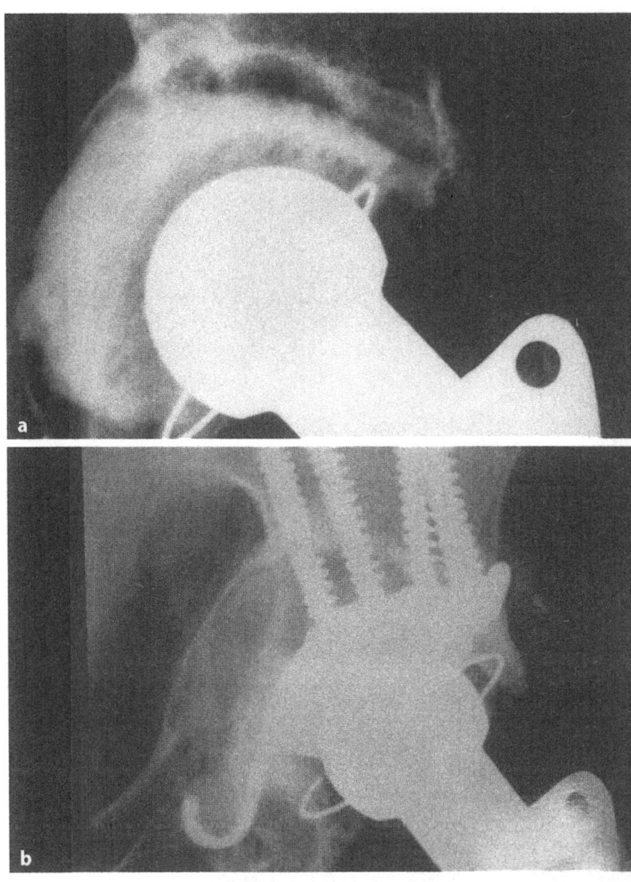

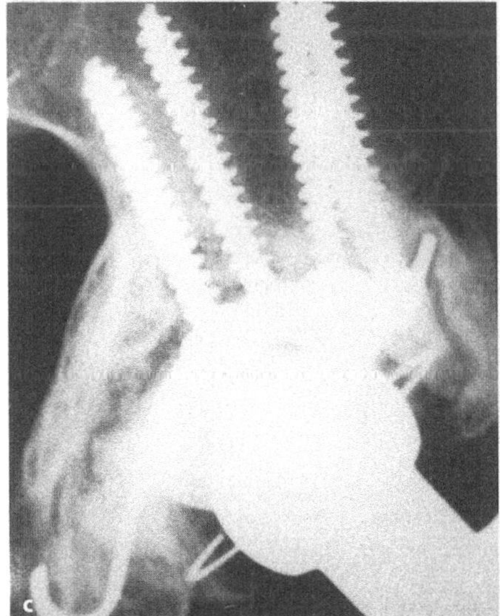

Abb. 25a–c. Patient L.S. Wärmebehandeltes Transplantat
a präoperativ. Lockerung einer zementierten Polyäthylenpfanne mit Protusion und breiten Lockerungssäumen.
b 3 Monate postoperativ nach Pfannenrekonstruktion mit Spongiosaplastik und Stützschale. Resorptionszeichen im Transplantatbereich, verminderte Strukturdichte (Stadium 3).
c 14 Monate postoperativ noch geringfügig strähnige Zeichnung erkennbar, im übrigen fast vollständige knöcherne Integration (Stadium 7)

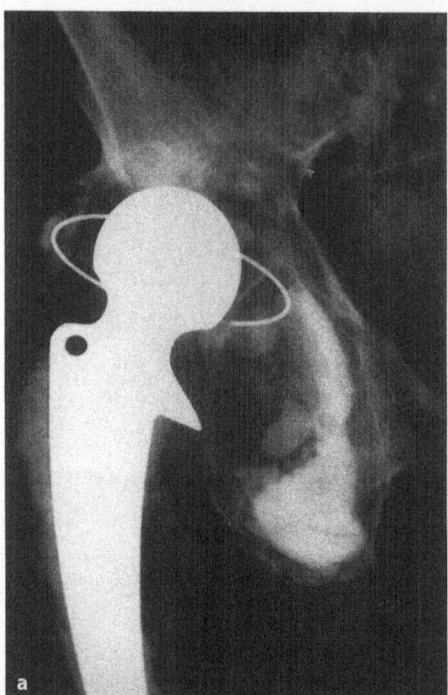

Abb. 26a–d. Patient M.M. Wärmebehandeltes Transplantat.
a präoperativ. Lockerung einer zementierten Polyäthylenpfanne mit Subluxation und massiver Knochenresorption.
b 2 Wochen postoperativ nach Rekonstruktion mit Pfannenboden- und Erkeraufbau durch Knochentransplantat, Stützschale und zementierter Polyäthylenpfanne.

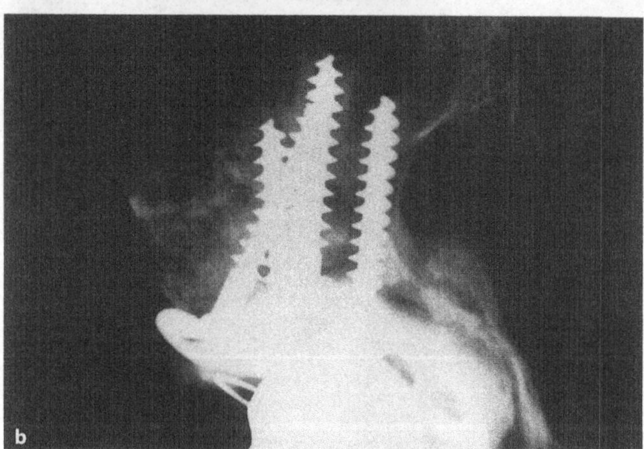

Abb. 26c 3 Monate postoperativ. Rarefizierung der Knochenstruktur im Transplantat, Resorptionszeichen (Stadium 3).
d 24 Monate postoperativ. Kontinuität mit der Umgebung, augenscheinliche knöcherne Einheilung (Stadium 8)

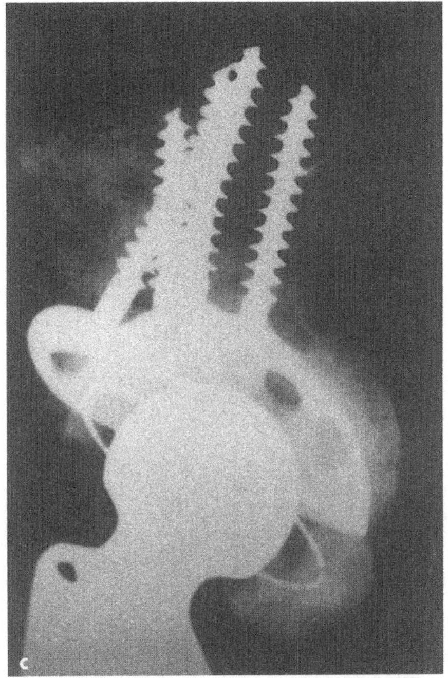

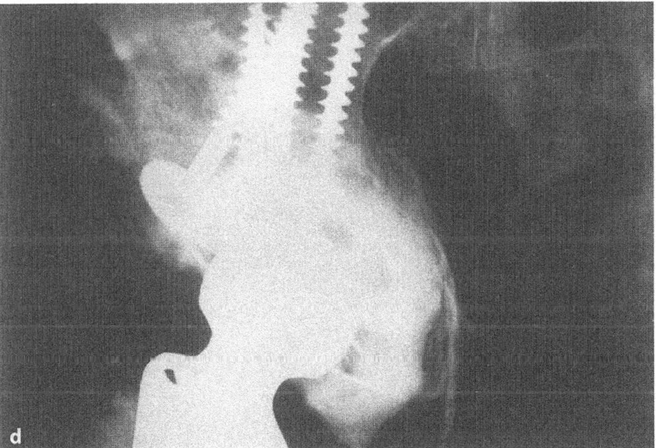

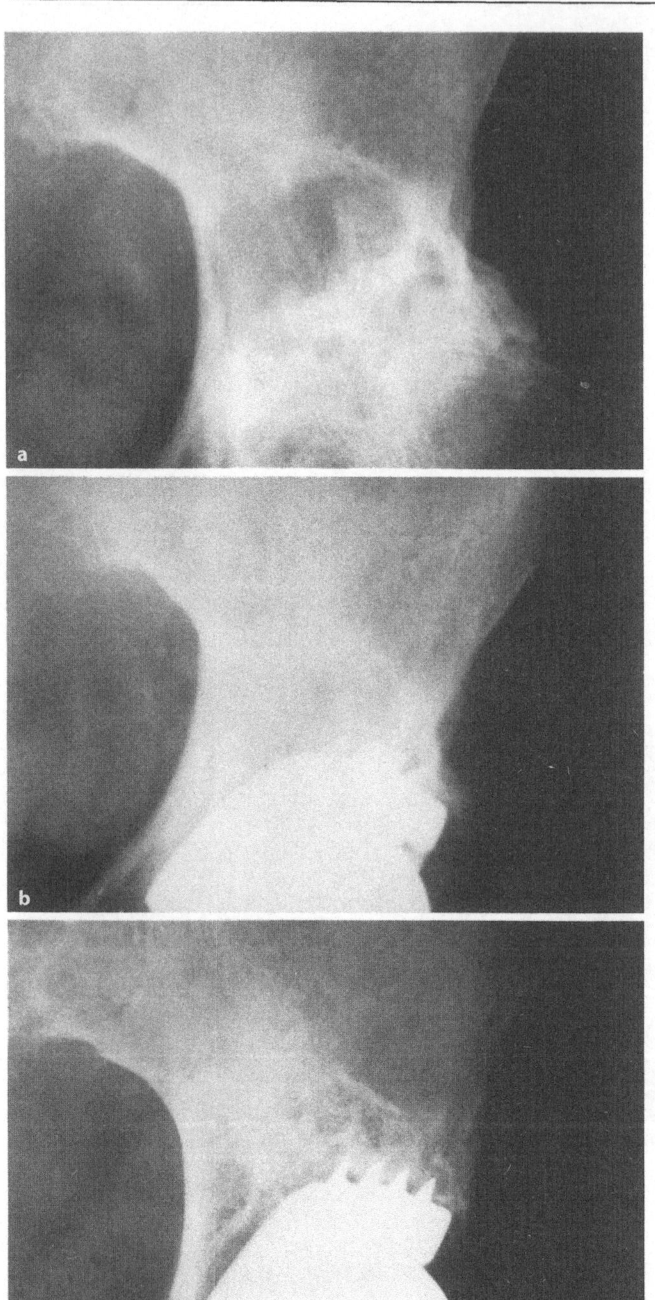

Abb. 27a–c. Patient E.B. Wärmebehandeltes Transplantat.
a präoperativ. Solitäre Zyste bei Koxarthrose.
b 2 Wochen postoperativ nach TEP und Auffüllung der Zyste.
c 18 Monate postoperativ. Trabekelorientierung wie im Lager, augenscheinliche knöcherne Einheilung des Transplantats (Stadium 8)

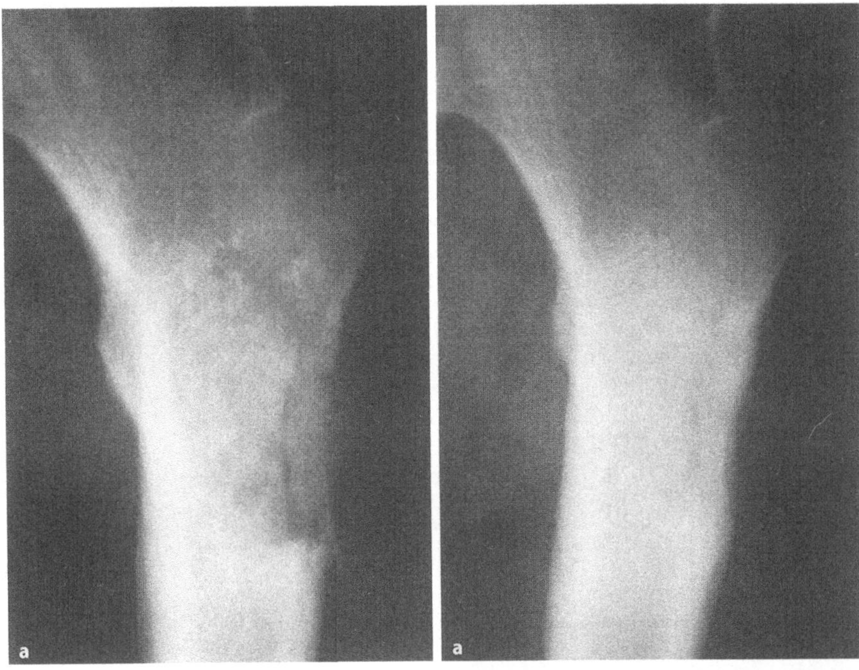

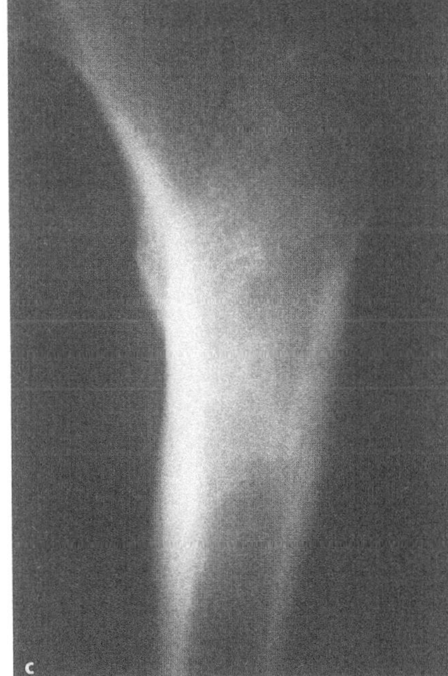

Abb. 28 a–c. Patient M.H. Wärmebehandeltes Transplantat. Primäre Diagnose: Eosinophiles Granulom.
a 2 Wochen postoperativ nach Spongiosaauffüllung.
b 4 Monate postoperativ strähnige Zeichnung, Strukturneuorganisation, aber noch Grenzen zwischen Transplantat und Lager teilweise erkennbar (Stadium 6).
c 17 Monate postoperativ knöcherne Einheilung. Normalisierte Spongiosaarchitektur im proximalen Bereich des Operationsgebiets, distal funktionsgerechte Wiederherstellung der diaphysären Schaftform (Stadium 8)

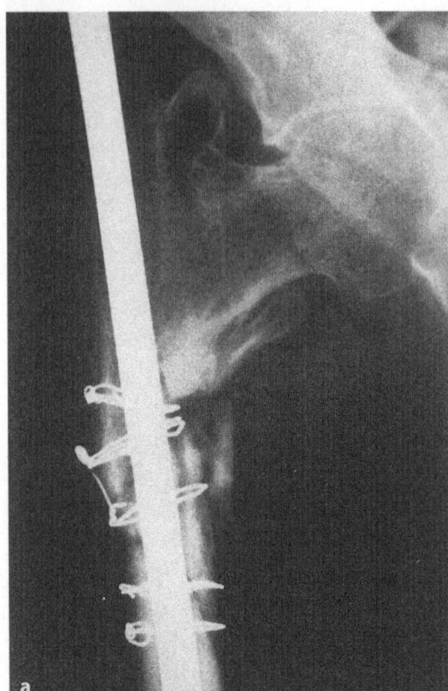
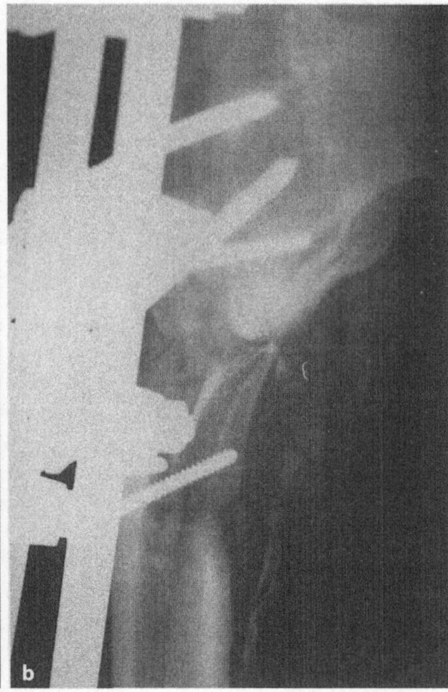
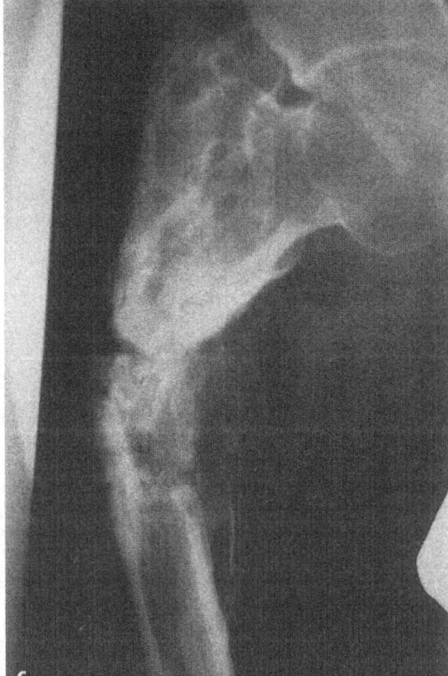

Abb. 29 a–e. Patient D.F. Gemischtes Transplantat.
a Ausgangsituation: Infektpseudarthrose nach auswärts unter Kriegsbedingungen versorgtem subtrochantärem Schußbruch.
b Nach lokalem Débridement und Infektsanierung mit Fixateur externe sekundär Defektauffüllung mit zunächst rein autologem Transplantat (kortikospongiöser Span und Spongiosaplastik).
c Nach 8 Monaten nur partielle Durchbauung, weitgehende Resorption des autologen Spanes (entsprechend Stadium 1).

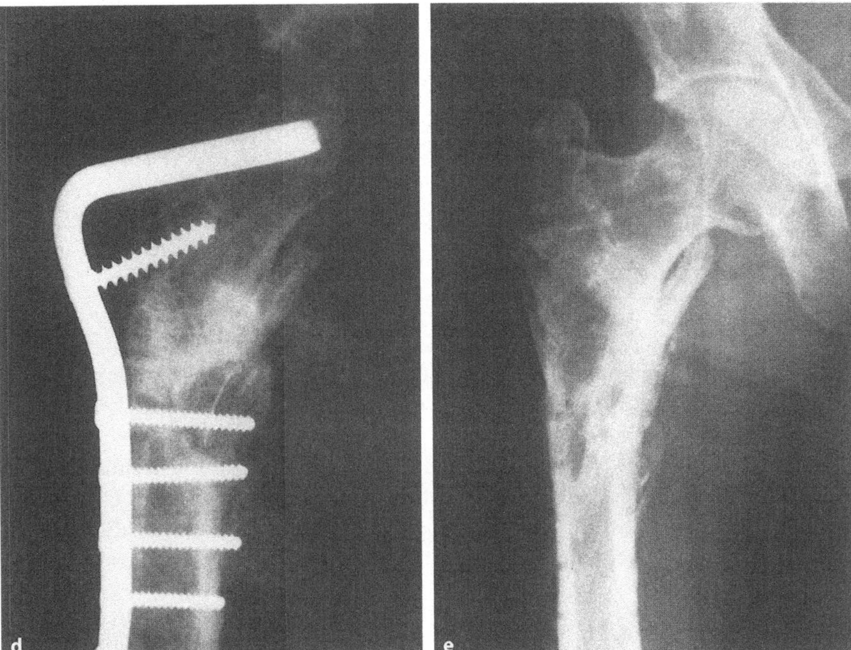

Abb. 29d Daraufhin Aufrichtungsosteotomie und im Verhältnis 50:50 gemischte autologe und allogene (wärmebehandeltes Transplantat) Spongiosaplastik.
e Befund nach weiteren 19 Monaten: Ausheilung, integriertes Transplantat (Stadium 8)

5.3.4
Komplikationen

Früh- und Spätkomplikationen sind in der Tabelle 13 zusammengefaßt. Der postoperative Infekt trat nach einer Spongiosaplastik wegen Pseudarthrose nach Tibiakopfumstellungsosteotomie auf. Die Ausheilung erfolgte nach erneuter Revision mit Fixateur-externe-Montage und autologer Spongiosaplastik.

In dem 2. Fall war es nach einer Osteomentfernung im Femur 2mal zum Plattenbruch gekommen. Anläßlich der dann folgenden offenen Nagelung wurde eine allogene Spongiosaplastik durchgeführt. Der bei der Operation routinemäßig vor der Knochenanlagerung aus dem makroskopisch nicht auffälligen Lager entnommene bakteriologische Abstrich ergab eine Staphylococcus-aureus-Kontamination. Die definitive Ausheilung erfolgte hier verzögert nach 2 weiteren Revisionsoperationen einschließlich autologer Knochentransplantation. Aufgrund der vorbestehenden Infektion wurde dieser Fall bei der Gesamtberechnung der Komplikationen ausgeklammert.

Bei den Spätlockerungen handelte es sich in einem Fall um eine bei einem Hüftpfannenwechsel zementfrei eingebrachte Schraubpfanne, die bei der retrospektiven Analyse wegen mangelnder Überdachung am Erker keinen dauerhaften Halt fand.

Tabelle 13. Komplikationen nach Knochentransplantation (nachkontrollierte Patienten)

	Wärmebehandelte Transplantate		Konventionelle Transplantate	
	Absolut	%	Absolut	%
Infektion	2 (davon 1 vorbestehend)			
Tiefe Venenthrombose	1			
Spätlockerung des Transplantats	2			
Tumor Rezidiv	1		2	
Auswärtige Revisionsoperation aus unbekanntem Grund			1	
Gesamt	5	11,4	3	10,7

Die bei der Operation durchgeführte Pfannenbodenplastik war röntgenologisch eingeheilt. In dem 2. Fall wurde wegen einer erneuten Schraubpfannenlockerung alio loco ein Wechsel durchgeführt.

Die Tumorrezidive betrafen ein Osteoidosteom mit Auffüllung, Rezidiv nach 19 Monaten mit nachfolgender En-bloc-Resektion, ein nicht ossifizierendes Fibrom mit Rezidiv und erneuter Resektion und autologer Spongiosaplastik 14 Monate nach der Primäroperation sowie einen Riesenzelltumor mit auswärtiger Revisionsoperation.

5.4
Diskussion

5.4.1
Klinische Nachuntersuchung

Die vorgestellten mittelfristigen klinischen Ergebnisse mit den wärmebehandelten Transplantaten weisen im Vergleich mit den eigenen Fällen mit konventionellen Transplantaten keine auffälligen Unterschiede auf. Auch in der Literatur werden in Übersichtsarbeiten Komplikationsraten von mindestens 10 % bei der Knochentransplantation angegeben [52, 157]. Insbesondere wird eine höhere Infektionsrate bei Verwendung von allogenen Knochentransplantaten registriert als beim Durchschnitt der operativen Eingriffe [102]. Zu berücksichtigen ist dabei, daß Knochentransplantate oft nur bei erheblichen Schäden des Bewegungsapparats zur Anwendung kommen und hierdurch eine Selektion des gefährdeteren Krankenguts resultiert. Außerdem sind – wie auch die Aufstellung unserer Komplikationsfälle zeigt – nicht alle nach einer Knochentransplantation auftretenden Komplikationen auf die Transplantation von allogenem Knochen selbst zu beziehen, sondern sie müssen von andersartigen Komplikationen abgegrenzt werden. Hier ist anhand unseres Krankenguts zu registrieren, daß offenbar transplantatspezifische Auffälligkeiten, insbesondere bei der Verwendung der wärmebehandelten Präparate, nicht zu beobachten waren.

5.4.2
Technische Nachuntersuchung

Neben der Erfassung der Laborparameter bei der Nachuntersuchung wurden hauptsächlich die röntgenologischen Befunde analysiert. Szintigraphische Befunde sind
nach Transplantationen schwer zu interpretieren und in ihrer Aussagefähigkeit
zusätzlich beeinträchtigt durch evtl. in der unmittelbaren Nachbarschaft liegende
Implantate. Ähnliches gilt sowohl für die Computertomographie als auch für die
Kernspintomographie.

Insbesondere die Magnetresonanztomographie (MRT) wäre für eine Beurteilung der
Einheilungsvorgänge wünschenswert, da sie eine hohe Aussagekraft bei Knochenmark-
veränderungen besitzt [147]. Erste entsprechende klinische Beobachtungen befassen
sich mit den Vorgängen nach Auffüllung von Defekten an langen Röhrenknochen aufgrund gutartiger Tumoren oder „tumor-like lesions“, die bei fehlenden benachbarten
Metallimplantaten dem Untersuchungsverfahren gut zugänglich sind [151]. Diese ersten
Befunde werden von den Autoren aber vorerst nur mit großer Zurückhaltung kommen-
tiert. Ähnliches gilt für die vorläufigen Beobachtungen von Wenda et al. [181], denen
sich „zwischen den Zeilen“ Hinweise dafür entnehmen lassen, daß wesentliche zusätzliche Erkenntnisse durch das MRT im Vergleich zur Röntgendiagnostik nicht gewonnen
werden. Insgesamt müssen offenbar erst noch Grundlagen für die Interpretation der
MRT-Befunde hinsichtlich der Einheilung von Knochentransplantaten anhand standar-
disierter Untersuchungen etabliert werden. Am besten geeignet erscheinen hierfür
zunächst Orte, an denen eine Transplantation ohne zusätzliche Einbringung von Metallimplantaten durchgeführt wird. Erst dann kann eine Anwendung auch bei komplexeren
Lokalisationen wie in den vorliegenden Fällen sinnvoll werden.

Die Gelegenheit zur Probenentnahme für eine histologische Untersuchung aus
dem Transplantationsbereich ergab sich in unserem Krankengut nicht.

5.4.3
Röntgenbefunde und Einheilung

Eine röntgenologische Klassifizierung von Befunden nach einer Knochentransplantation kann nicht statisch aufgrund eines einzelnen Befunds ohne Kenntnis des Zeit-
punktes der Transplantation erfolgen. Anfänglich spiegelt das Röntgenbild den
Zustand des entnommenen Materials, das soeben an einen anderen Ort gebracht
wurde, wider. Dann beobachtet man eine vermehrte Transparenz des transplantierten Materials. Später nimmt die Strukturdichte wieder zu, und man erkennt eine
Neuorganisation der knöchernen Struktur, bevor schließlich das Transplantat von
der Umgebung zunächst kaum und endlich gar nicht mehr abgrenzbar ist. Für eine
röntgenologische Interpretation ist daher die Kenntnis des Verlaufs essentiell, um
eine Einordnung der jeweiligen Befunde in den zeitlichen Ablauf der Einheilung zu
ermöglichen.

Nun sind diese Voraussetzungen nach einer Knochentransplantation aber in der
Regel erfüllt, da üblicherweise eine engmaschige Dokumentation durchgeführt wird.
Aus diesen Gründen erscheint die Konzeption eines „dynamischen“ Röntgenscores,
wie er hier vorgestellt wurde, sinnvoll, da die Beobachtungen in einen zeitlichen
Zusammenhang zu der Transplantation gestellt werden können. Findet man also z. B.

im Röntgenbild eine hohe Transparenz im untersuchten Bereich, so wird man diesen Befund – Stadium 1 oder 2 – kurz nach der Operation als normal ansehen, nach Ablauf von 1 Jahr jedoch als Transplantatversagen deuten.

Zweifellos darf man zufriedenstellende radiologische Befunde von Knochentransplantaten nicht ohne weiteres mit einer knöchernen Einheilung gleichsetzen. Jedoch ist die röntgenologische Untersuchung eine praxisgerechte Methode, um das Schicksal der Knochentransplantate im Verlauf zu beurteilen und zu vergleichen. Die in unseren Fällen beobachtete Dauer bis zu dem Zeitpunkt, der nach röntgenologischen Kriterien als Einheilung klassifiziert wurde, betrug bis zu 52 Wochen (s. Abb. 22) und entspricht damit Angaben von Goldberg u. Stevenson [59], die in einer Übersicht erklären, daß tatsächlich der Integrationsprozeß nach Durchlaufen der einzelnen Phasen – entzündliche Reaktion, Revaskularisierung, Osteoinduktion, Osteokonduktion, Remodeling – für allogene spongiöse Knochentransplantate rund 1 Jahr benötigt.

Andere Autoren nennen kürzere Zeiträume. So wird von Regel et al. bei der Analyse eines großen gemischten Krankengutes für die allogene Knochentransplantation ein Zeitraum von 16–19 Wochen für die Ausheilung angegeben [136]. Hierbei waren die nicht näher präzisierten Kriterien für den Begriff „Ausheilung" möglicherweise andere als in unserer Einteilung, in der als Endstadium die praktisch nicht mehr vorhandene Abgrenzbarkeit des Transplantats von der Umgebung definiert wurde.

5.4.4
Schlußbemerkungen

Insgesamt zeigen die vorgestellten Ergebnisse, daß offensichtlich eine 65 °C-Wärmebehandlung von allogenen Knochentransplantaten die Einheilung der Transplantate auch in der klinischen Anwendung nicht in einem Ausmaß beeinträchtigt, das Zweifel an der klinischen Brauchbarkeit des Verfahrens rechtfertigen würde. Die in der klinischen Untersuchung beobachtete leichte Verzögerung in der Einheilung nach den geschilderten radiologischen Kriterien zwischen der 39. und 52. Woche nach der Transplantation bedarf der engermaschigen Kontrolle. Möglicherweise liegt hier eine limitierte Beeinträchtigung der Einheilungsfähigkeit der wärmeexponierten Transplantate vor, die mit der von Urist et al. [176, 177] beschriebenen kontinuierlichen Aktivitätsabnahme des „bone morphogenetic protein" zwischen 40° und 100 °C korrespondieren könnte. Dieser Gesichtspunkt ist insbesondere zu bedenken, wenn zum Zwecke der zusätzlichen Eliminierung vegetativer Keime die Anwendung höherer Temperaturen von z. B. 80 °C vorgeschlagen wird [86, 159], die nach den Angaben von Urist et al. die Einheilungsfähigkeit der Knochentransplantate weiter beeinträchtigen müßte.

Die üblichen Maßnahmen des Spenderscreenings bei der Knochentransplantation einschließlich Kontrolle der Anamnese, Laboruntersuchungen und bakteriologischer Untersuchung der Transplantate sind durch die Anwendung der in dieser Arbeit geschilderten 65 °C-Thermoinkubation für allogene Knochentransplantate keineswegs entbehrlich und müssen weiter mit unveränderter Exaktheit durchgeführt werden. Jedoch zeigt die klinische Praxis, daß die Beschaffung des geforderten 3-Monats-HIV-Tests, ohne den nach den aktuellen Richtlinien für die Knochentransplantation eine Freigabe des Transplantats nicht erfolgen soll, das größte Handicap darstellt und die Verfügbarkeit der Transplantate stark einschränkt. Wenn bei durchgeführter Thermoinkubation allein auf diesen Test verzichtet werden könnte, so würde die Verfügbarkeit der Transplantate – ohne Kompromisse hinsichtlich der Gefahr der Übertragung von Krankheitserregern – wieder auf das vor dem Auftreten der HIV-Erkrankung übliche Ausmaß zurückgebracht.

6 Zusammenfassende Diskussion der gesamten Thematik

6.1
Grundlagen

Die Problematik der chemischen Verfahren sowie der Bestrahlung und der Autoklavierung von allogenen Knochentransplantaten zum Ausschluß der HIV-Übertragung wurde in den einleitenden Kapiteln ausführlich erläutert. Wichtige Gesichtspunkte sind der Nachweis der Wirksamkeit, gute Praktikabilität und Vermeidung unerwünschter Wirkungen. In der Konsequenz wurde von chemischen Verfahren und einer Strahlenbehandlung Abstand genommen, und ein thermisches Verfahren wurde als vorteilhaft angesehen.

Die Grundlage der hier vorgestellten Behandlungsmethode für allogene Knochentransplantate ist die Thermolabilität von HIV. Seit 1985 ist bekannt, daß nach kurzer Exposition bei 56 °C eine sichere HIV-Inkativierung erzielt wird [110, 139, 184]. Entscheidend für die Wahl der Temperatur bei einem thermischen Behandlungsverfahren ist es zunächst, eine oberhalb dieser kritischen Marke liegende Temperatur zu wählen. Bei der hier vorgestellten Anwendung einer 65 °C-Exposition besteht also eine „Sicherheitsmarge" von 9 °C.

Es verbleibt die Frage, ob die in den Arbeiten zur Thermoinaktivierung von HIV geschilderte Versuchsanordnung im flüssigen Medium [110, 139] auf die Situation des typischen Hüftkopfpräparats übertragbar ist. Hierfür spricht der Gesichtspunkt, daß es sich bei den gewonnenen Hüftköpfen um physiologische „Frischpräparate" mit normalem Wassergehalt handelt. Bei lyophilisiertem Material ist nach verschiedenen Untersuchungen [98, 110] mit einer deutlich verlängerten erforderlichen Expositionszeit für die thermische Inaktivierung zu rechnen (ca. Faktor 80). Die Wirksamkeit einer Thermoinkubation von Spongiosapräparaten bei 80 °C zur Eliminierung von exemplarischen Testkeimen wurde von Knaepler et al. [86] nachgewiesen. Der unmittelbare mikrobiologische Nachweis der Virusinaktivierung eines HIV-kontaminierten Hüftkopfpräparats steht jedoch noch aus.

6.2
Höhe der Temperatur

Die gewählte Temperatur sollte in einem sicheren Bereich oberhalb der Inaktivierungstemperatur liegen, jedoch andererseits aus den folgenden Gründen nicht zu hoch sein. Die den konventionell nur tiefgekühlten allogenen Knochentransplantaten innewohnende Fähigkeit der Osteoinduktion, also der Fähigkeit, die Osteogenese im Empfängerorganismus zu induzieren, ist gebunden an humorale Faktoren der Interzellularsubstanz [156] (dort auch Übersicht über die gegenwärtig diskutierten verschiedenen osteogenetischen Substanzen). Der bekannteste Faktor ist sicherlich das von Urist et al. beschriebene BMP (bone morphogenetic protein) [175]. Für diese Substanz geben die Autoren eine kontinuierliche temperaturabhängige Aktivitätsminderung in einem Bereich zwischen 40 und 100 °C an [176, 177]. Demzufolge muß mit steigender Einwirktemperatur mit einer zunehmenden Verschlechterung der Transplantatqualität gerechnet werden.

Hierfür sprechen auch die Befunde von Inokuchi et al. [73], die gute experimentelle und klinische Replantationsergebnisse nach 65 °C-Exposition zur Tumorzellinaktivierung angeben. Die 100 °C-Exposition hatte dagegen in der experimentellen Untersuchung dieser Autoren dazu geführt, daß nach Implantation der Präparate keine Knochenbildung mehr beobachtet werden konnte.

Garrel et al. [55] sowie Knaepler et al. [86] halten eine Wasserbadtemperatur von 80 °C für günstig, da hierbei ein größeres Keimspektrum inaktiviert wird [55]. Wie bereits im vorangegangenen Kapitel diskutiert, ist es sicherlich schwierig zu evaluieren, ob und ggf. in welchem Ausmaß die höhere Temperatur von 80 °C eine qualitativ oder quantitativ andere Änderung der Transplantatqualität, die sicherlich in einem bestimmten Umfang zu postulieren ist, als bei 65 °C bewirkt. Eine geringe Beeinträchtigung mechanischer Eigenschaften wurde bereits bei 80 °C nachgewiesen [84]. Als übereinstimmend kann jedoch der Ansatz gewertet werden, daß moderate Temperaturen deutlich unter 100 °C ausreichend und vertretbar sind, um den Hauptzweck – HIV-Inaktivierung – ohne unnötige Schädigung der Transplantate durch höhere Temperaturen zu erreichen. Eine *Sterilisierung* der Transplantate kann und braucht nicht Ziel dieser Maßnahmen zu sein.

6.3
Art der Wärmeapplikation

Es muß sichergestellt sein, daß die vorgesehene Temperatur in dem Knochenpräparat auch tatsächlich erreicht wird. In Arbeiten von Seipp et al. [159] sowie Bettin u. Polster [18] über die Wärmeleitfähigkeit von spongiösem Knochen wird nachgewiesen, daß die Wasserbadtemperatur auch im Inneren der Transplantate sicher erreicht wird. In Abhängigkeit von der Größe der Präparate werden hierfür Applikationszeiten in der Größenordnung von 30 – 120 min angegeben.

Die Applikation der Wärme im Wärmeschrank [167] ist als kritisch anzusehen, da hierbei im Medium Luft eine schlechtere Temperaturübertragung insbesondere für kortikale Anteile der Transplantate als im Wasserbad zu erwarten ist. Mikrowellengeräte wären hinsichtlich der sehr raschen Erwärmung vorteilhaft, erscheinen jedoch wegen der inhomogenen Temperaturverteilung [25] (fragliche Durchwärmung kortikaler Anteile) ungeeignet. Allenfalls können sie indirekt zur Erzielung einer gewünschten Wasserbadtemperatur eingesetzt werden, wenn die Präparate in einem wassergefüllten Gefäß liegen und auf diese Weise erwärmt werden [73].

6.4
Dauer der Wärmeapplikation

Die Expositionszeit von 24 h in unserer Technik bietet die Gewähr dafür, daß eine vollständige Durchdringung auch stärkerer kortikaler Anteile der Transplantate erfolgt. Wie erwähnt, reichen nach anderen Untersuchungen wesentlich kürzere Zeiten für ein normales typisches Transplantat (Hüftkopf) aus [18, 159]. Methodische Probleme bei der Messung der Erwärmung in einem im Wasserbad befindlichen Präparat liegen darin, daß stets nur am Ort des Meßfühlers gemessen wird und evtl. stärker sklerotische benachbarte Bereiche nur verzögert die Temperatur erreichen, die von dem Meßinstrumentarium angegeben wird. In der Arbeit von Inokuchi et al. [73] wurden die Replantationsergebnisse nach 30-, 60- und 120minütiger 65 °C-Thermoinkubation in gleichartiger Weise gefunden. Es ergaben sich damit keine Hinweise für eine mit der Dauer der Exposition zunehmende Beeinträchtigung der Transplantatqualität.

6.5
Praktikabilität

Im Vergleich zu anderen Verfahren, die für eine Virusinaktivierung in Knochentransplantaten in Frage kommen und auf die in der Einleitung hingewiesen wurde, besticht die vorgestellte Wärmebehandlung im Wasserbad durch die gute Praktikabilität. Die Maßnahmen können in jedem Operationssaal durchgeführt werden und erfordern einen nur geringen apparativen und organisatorischen Aufwand. Inzwischen werden auch sterilisierbare Inkubationsgeräte angeboten, die eine sterile Handhabung der Transplantate mit direkter Inkubation im Wasserbad mit anschließend durchzuführender Verpackung für die Tiefkühllagerung ermöglichen.[7]

6.6
Alternativen

Beachtung fanden in letzter Zeit Berichte über die Anwendung von dekalzifizierter Knochenmatrix („DKM") [58, 125]. Als Vorteile dieser Präparate gelten die durch das Herstellungsverfahren erzielte Sterilität und die Lagerfähigkeit ohne Kühlung. Experimentelle Befunde von Hallfeldt et al. [60] sprechen für die Brauchbarkeit dieses Verfahrens. Die Verbreitung eines solchen Verfahrens wird aber sicherlich durch den hierfür erforderlichen hohen Aufwand einschließlich der Lyophilisation limitiert sein, der apparativ, personell und finanziell gut ausgestatteten Großkliniken vorbehalten sein dürfte.

Knochenbanken existieren nämlich typischerweise auch an Kliniken der Grund- und Regelversorgung, wo immer wieder allogene Knochentransplantate benötigt werden. Dies ergaben Umfragen an chirurgischen [83] und orthopädischen Klinken [76] in Deutschland. Für die Mehrzahl dieser Kliniken wird eher ein einfacher praktikables Verfahren wie die hier vorgestellte Thermoinkubation in Frage kommen.

Dies gilt auf jeden Fall, solange das gegenwärtige System der peripheren Knochenbankführung weiterbesteht, d.h. solange die einzelnen Kliniken über jeweils eigene Knochenbanken verfügen. Überregionale Knochen- und Gewebebanken wie in den USA üblich (z.B. LifeNet Transplant Services, Virginia) werden sich in Deutschland, soweit es absehbar ist, erst in fernerer Zukunft etablieren.

---

7 Fa. Telos Arzt- und Krankenhausbedarf GmbH, 35410 Hungen-Obbornhofen.

6.7
Knochenersatzmaterialien

Die meisten der auf dem Markt befindlichen zahlreichen Knochenersatzmaterialien[2] sind für die Kieferchirurgie konzipiert. Die Anwendung in der orthopädischen Chirurgie erfolgt nur spärlich. So ergab eine Abfrage in dem Literaturarchiv „Medline" (US National Library of Medicine) mit dem Suchbegriff „bone substitute" bzw. „bone substitutes" für das Jahr 1992 einen Nachweis von lediglich 12 Arbeiten, davon 5 Arbeiten aus der Dentalchirurgie, 6 experimentelle Beiträge sowie eine Übersichtsarbeit. Für 1991 wurden sogar lediglich 5 Arbeiten nachgewiesen, nämlich 4 experimentelle Berichte und ein klinischer Beitrag. Zum Vergleich finden sich für die genannten Zeiträume unter dem Suchbegriff „bone transplantation" dagegen jeweils 1850 bzw. 1272 Literaturnachweise.

Höhere Zahlen über die klinische Anwendung von Knochenersatzmaterialien in der Orthopädie werden nur von Mittelmeier [115] angegeben, der an der Entwicklung von Collapat und Pyrost maßgeblich beteiligt war. Eine Bestandsaufnahme über die gegenwärtige Häufigkeit der Anwendung in der orthopädischen Chirurgie ist im Rahmen des Arbeitskreises Knochentransplantation und Knochenersatzmaterialien der Deutschen Gesellschaft für Orthopädie und Traumatologie (DGOT) vorgesehen.

Über Knochenersatzmaterialien liegen ausgiebige wissenschaftliche Arbeiten z. B. von Katthagen [79] und Rueger [146] vor.

Die in der vorliegenden Arbeit gemachten Beobachtungen mit dem korallinen Material in 2 verschiedenen Porengrößen stellen v. a. einen Beitrag zur Bedeutung der Porengröße von Knochenersatzmaterialien dar. Das Material mit einer durchschnittlichen Porengröße von 500 µm scheint in dem vorliegenden Tiermodell prinzipiell für die Anwendung geeignet zu sein, obwohl die Qualität des Integrationsvorgangs mit einem Anwachsen neugebildeten Knochens sich von dem direkten knöchernen Einbau der Knochentransplantate unterscheidet. Die Diskussion der Problematik der Knochenersatzmaterialien soll in der vorliegenden Arbeit auf die genannten Punkte beschränkt bleiben. Für eine weitergehende extensive Erörterung hinsichtlich der Brauchbarkeit dieser Substanzen wird auf die oben genannten Arbeiten verwiesen. Während bei Katthagen [79] abschließend eine mäßig optimistische Einschätzung der Anwendbarkeit von Knochenersatzmaterialien gegeben wird, überwiegt bei Rueger [146] eine skeptische Wertung der z. Z. verfügbaren Materialien. Nach seiner Meinung wird ein künftiges ideales Knochenersatzmaterial in erster Linie eine Trägersubstanz sein für durch künftige Forschung noch exakt zu definierende Mediatoren und Faktoren, die das Einsprossen von Bindegewebe und Kapillaren in den Implantationsort beschleunigen, knochenbildungsfähige Zellen rekrutieren und so die Neubildung und anschließende Mineralisation von Knochengewebe am Implantationsort fördern.

In diese Richtung weisen auch erste experimentelle Ansätze mit Osteogenin imprägniertem korallinem Hydroxylapatit, das bei Versuchen an Kaninchen [114] wie auch an Primaten [141, 142] ein teilweise signifikant beschleunigtes und stärker ausgeprägtes Anwachsen von neugebildetem Knochen zur Folge hatte als unbehandeltes

---

2 Beispiele: Alveoform, Boneceram, Ceros 80, Ceros 82, Collapat, Endobon, Frialit, Interpore 200, Osprovit, Ossoplast, Pyrost, Surgibone.

Hydroxylapatit. Andere Autoren berichten über die vorteilhafte experimentelle Anwendung der Kombination von dekalzifizierter Knochenmatrix (DKM) und Hydroxylapatit [134].

Will man auf diese Weise ein Material als „Carrier" für osteoinduktive Substanzen benutzen, so stellt sich die Frage, ob nicht statt eines nicht resorbierbaren Materials wie Hydroxylapatit, das langfristig zwar integriert werden kann, aber stets als avitaler Fremdkörper verbleibt, eine biodegradierbare Substanz diese Aufgabe besser erfüllen kann. Erste experimentelle Ergebnisse mit einem Polyorthoester in Kombination mit demineralisierter Knochenmatrix lassen diese Möglichkeit praktikabel erscheinen [131, 163, 164]. Von einer anderen Arbeitsgruppe wird über die erfolgreiche experimentelle Applikation von BMP auf einem Typ-I-Kollagen als Carrier in Muskeltaschen von Wistar-Ratten berichtet [17]. Die Struktur von BMP wurde im übrigen, wie diese Autoren darlegen, trotz langer und intensiver Forschung bislang nicht vollständig aufgeklärt. Kürzlich wurde erstmals über die erfolgreiche heterotope Induktion von Knochenwachstum in Primaten durch diese Substanz berichtet [116]. Wenn sich diese Ergebnisse bestätigen lassen, wird hier eine interessante Entwicklung zu erwarten sein, da bislang die Effektivität vermeintlich osteogener Substanzen nach der heterotopen Implantation in Muskeltaschen lediglich in Nagern, nicht jedoch in Primaten nachgewiesen wurde [8]. Hinsichtlich einer möglichen Anwendung am Bewegungsapparat werden die wichtigsten Aspekte zum einen in der bisher geringen Verfügbarkeit von BMP bestehen, zum anderen darin, einen geeigneten Carrier mit der für eine solche Anwendung wichtigen primären Stabilität auszuwählen.

Zusammenfassend weisen gegenwärtig sowohl der überwiegend nur zögernde klinische Einsatz wie auch die vorliegenden experimentellen Arbeiten darauf hin, daß ein für die Anforderungen in der Orthopädie und Traumatologie „ideales" Knochenersatzmaterial bislang noch nicht vorliegt.

6.8
Schlußbemerkung

Die Verfügbarkeit allogener Knochentransplantate ist für zahlreiche Indikationsgebiete v. a. in der Orthopädie essentiell. Die Notwendigkeit, einen 3-Monats-HIV-Test der Spenderpatienten zu erhalten, führt zu einem bedeutenden Mangel an verfügbaren Transplantaten, ohne daß – wegen der u.U. verlängerten diagnostischen Lücke – die Gefahr der Kontaminierung vollständig ausgeschlossen ist. Es wird daher immer wieder zu diskutieren sein, unter welchen Bedingungen man auf das Vorliegen des 3-Monats-Tests für die Freigabe von allogenen Knochenspenden zur Transplantation verzichten kann. Bevor man sich entschließt, auf diesen 3-Monats-Test tatsächlich zu verzichten, wird sicherlich der mikrobiologisch-virologische Nachweis zu fordern sein, daß HIV-kontaminierte Knochentransplantate durch ein entsprechendes Verfahren tatsächlich HIV-inaktiviert sind. Nach den in dieser Arbeit geschilderten Ergebnissen und Würdigung der Angaben in der Literatur stellt die Thermoinkubation aber offenbar eine geeignete und praktikable Methode dar, die Gefahr einer HIV-Übertragung durch allogene Knochentransplantate weiter zu verringern und auf diese Weise die Sicherheit bei der allogenen Knochentransplantation zu verbessern.

Die Etablierung eines Behandlungsverfahrens, das unter Schonung der biologischen Qualität allogener Knochentransplantate die Gefahr einer HIV-Übertragung ausschließt, würde dazu beitragen, daß wieder mehr Patienten an den Vorteilen der allogenen Knochentransplantation – kein erhöhtes Risiko durch zusätzlichen Eingriff, keine Änderung der Knochenkonturen am Beckenkamm, kürzere Operationszeit – teilhaben können.

Auf diese Weise kann der Einsatz von Knochenersatzmaterialien weiterhin auf Ausnahmeindikationen begrenzt bleiben. Diese Materialien weisen ein qualitativ anderes Verhalten als Knochentransplantate auf, indem sie zwar bei geeigneter Porengröße ein Anwachsen von Knochen ermöglichen, jedoch nicht eine biologische Integration wie die allogenen Knochentransplantate erfahren. Radiologisch bleiben sie über Jahre unverändert erkennbar [115]. Hinsichtlich der Langzeitverträglichkeit liegen noch keine Ergebnisse vor. Immerhin muß bei der Verwendung solcher als Dauerimplantate anzusehenden Materialien im mittleren Lebensalter mit Verweildauern in der Größenordnung von Jahrzehnten gerechnet werden. Solange allogene Knochentransplantate verfügbar sind, werden diese daher sicherlich den Knochenersatzmaterialien vorzuziehen sein.

7 Zusammenfassung

In den letzten 10 Jahren ist ein dramatischer Rückgang in der Verfügbarkeit allogenen Knochentransplantate eingetreten. Der Grund liegt v. a. in dem nach den aktualisierten Knochenbankrichtlinien geforderten 3-Monats-HIV-Tests, der, wie die Praxis zeigt, nur schwer und oft gar nicht zu erhalten ist. Darüber hinaus gewährt auch ein negativer 3-Monats-Test oder 6-Monats-Test wie in den Richtlinien gefordert keine absolute Sicherheit bei der Knochentransplantation, da die diagnostische Lücke zwischen Infektion und serologischer Nachweisbarkeit der Infektion auch bedeutend länger als 1 Jahr sein kann.

In der Folge begannen Bestrebungen, die Knochenpräparate einem Behandlungsverfahren zu unterziehen, das eine HIV-Inaktivierung gewährleistet. Hierbei soll die biologische Qualität der allogenen Transplantate aber nicht oder nur möglichst wenig beeinträchtigt werden. *Chemische Verfahren* sind prinzipiell mit dem Nachteil langer Einwirk- und Desorptionszeiten behaftet, um sicherzustellen, daß die toxischen Wirksubstanzen nicht in den Empfängerorganismus gelangen. Eine *Bestrahlung* der Transplantate in den erforderlichen hohen Dosen macht das Knochenmaterial nach einigen Untersuchungen für die Transplantation unbrauchbar und ist zudem mit hohem logistischem Aufwand verbunden. Es verbleibt die *thermische Behandlung,* da HIV bei 56 °C thermolabil ist. Da alle experimentellen Arbeiten mit autoklavierten Knochentransplantaten nachweisen, daß die Fähigkeit zur Osteoinduktion durch die Autoklavierung vollständig verloren geht, sind niedrigere Temperaturen zu diskutieren.

In der vorliegenden Arbeit werden daher erstmalig die Auswirkungen einer 65 °C-Thermoinkubation für Knochentransplantate untersucht. Zunächst kann im Vergleich mit autoklaviertem Material nachgewiesen werden, daß die 65 °C-Inkubation keine meßbare Beeinträchtigung der mechanischen Eigenschaften der Transplantate nach sich zieht, während nach der Autoklavierung signifikante Verminderungen sowohl des E-Moduls wie der maximalen Bruchspannung auftreten.

In dem biologischen Modell des Kaninchenfemurkondylus wird anhand von insgesamt 72 Operationen in histologischen (Abb. 30) und radiologischen Beobachtungen gezeigt, daß die mikroskopischen Einheilungsvorgänge bei Verwendung thermoinkubierter allogener Knochentransplantate sowohl in dem morphologischen Bild wie auch in der zeitlichen Abfolge in gleicher Weise ablaufen wie bei der Verwendung konventionell tiefgekühlter Transplantate.

Eine Alternative zur Verwendung allogener Knochentransplantate könnte in der Benutzung von Knochenersatzmaterialien bestehen. Daher wurde in die verglei-

Abb. 30. Tierexperimentelle Ergebnisse (72 operierte Femurkondylen)

Verwendete Materialien	Histologische Verlaufsbeobachtungen (Methylmethacrylat-Einbettung)
Leerloch	Zunächst großes zentrales Blutkoagel, nach 2 Wochen Invasion von Fibroblasten und Osteoblasten, nach 6 Wochen starke Osteoid-Produktion, nach 12 Wochen Durchbauung des Defektes mit neugebildetem spongiösem Knochen (S. 32–35)
Thermoinkubiertes Transplantat	Zunächst nach 2 Wochen deutliche Immunreaktion mit Osteoklasten und Lymphozyten, nach 6 Wochen kräftige Osteoidproduktion mit vereinzelten Knochenbrücken zwischen Transplantat und Lager, nach 9 und 12 Wochen regelmäßige knöcherne Einheilung mit normalen Osteozyten und Hämatopoese. (S. 35–38)
Konventionelles Transplantat	Anfänglich osteoklastäre und lymphozytäre Reaktion, nach 6 Wochen erste Brückenbildungen zwischen Lager und Transplantat, deutliche Osteoidproduktion, nach 9 und 12 Wochen knöcherne Einheilung. Insgesamt Verlauf wie bei thermoinkubierten Transplantaten. (S. 39–42)
Hydroxalapatit 200 µm Poren	Nach 2 Wochen nur minimale Einsprossung mesenchymaler Zellen am Rand des Implantats, nach 6 und 12 Wochen kein Hinweis für Einwachsen von Zellen oder Gewebe ins Innere des Materials, nach 26 Wochen sklerotische Abgrenzung, weiter keinerlei Knochenneubildung innerhalb des Knochenersatzmaterials. (S. 42–46)
Hydroxylapatit 500 µm Poren	Nach 2 Wochen kräftige Zellinvasion in das gesamte Implantat, nach 6 und 12 Wochen deutliche osteoblastäre und fibroblastäre Reaktion mit Osteoidproduktion und beginnender Mineralisierung, nach 26 Wochen neugebildeter mineralisierter Knochen innerhalb des gesamten Implantats. (47–50)

chende Untersuchung zusätzlich ein in 2 verschiedenen Porengrößen vorliegendes Knochenersatzmaterial aus Hydroxylapatit einbezogen. Hier zeigt sich bei Verwendung des Materials mit einer durchschnittlichen Porengröße von 500 µm zwar ein zuverlässiges Anwachsen von Knochen sowie Knochenneubildung innerhalb des Implantats, jedoch keine biologische Integration wie bei den allogenen Knochentransplantaten. Das Material mit einer Porengröße von 200 µm läßt dagegen auch im Langzeitversuch keinerlei knöcherne Einheilung erkennen.

Die bislang in der Literatur nicht beschriebene klinische Anwendung thermoinkubierter allogener spongiöser Knochentransplantate in einer Pilotstudie mit 49 Patienten bestätigt die tierexperimentellen Ergebnisse. Es wird anhand eines Vergleichskollektivs mit konventionellen Transplantaten eine in gleicher Weise niedrige Komplikationsrate beobachtet sowie eine knöcherne Integration der Transplantate im röntgenologischen Verlauf, die zuverlässig erfolgt und nur trendmäßig zeitlich gering verzögert gegenüber der Anwendung konventioneller Transplantate erfolgt.

Insgesamt weisen die Ergebnisse darauf hin, daß mit dem neuen Konzept der Thermoinkubation ein praktikables Verfahren zur Behandlung allogener Knochentransplantate vorliegt, das die biologische Qualität der Transplantate nicht wesentlich beeinträchtigt. Anhand ergänzender Literaturangaben werden die Höhe der optimalen Temperatur sowie die Dauer der Exposition diskutiert.

Mit der Etablierung eines Behandlungsverfahrens für allogene Knochentransplantate, das eine zuverlässige HIV-Inkativierung gewährleistet, ergibt sich die Mög-

Tabelle 14. Zusammenfassende Darstellung der Ergebnisse mit dem neuen Konzept der Thermoinkubation allogener Knochentransplantate

Fragestellung	Ergebnisse
Mechanische Prüfung	Bei der Untersuchung von symmetrischen Knochenproben aus insgesamt 24 humanen Leichenhüftköpfen keine statistisch nachweisbare Minderung der Bruchfestigkeit oder des E-Moduls nach 65 °C-Thermoinkubation; dagegen signifikante Verschlechterung von Bruchfestigkeit und E-Modul durch Autoklavierung
Biologisches Experiment	Bei der histologischen und radiologischen Evaluation des Einwachsverhaltens im Kaninchenfemurkondylus (insgesamt 72 Operationen) qualitativ gleichartige Integration der thermoinkubierten Knochentransplantate im Vergleich mit konventionellen nur tiefgekühlten Transplantaten. Bei der ergänzenden Untersuchung eines Knochenersatzmaterials keine Integration des kleinporigen Hydroxylapatitmaterials, dagegen knöcherne Durchbauung des größerporigen Materials
Klinische Anwendung	In einer Pilotstudie mit 49 Fällen zuverlässige knöcherne Integration der thermoinkubierten Transplantate im Vergleich mit einem Kontrollkollektiv, lediglich geringfügige zeitliche Verzögerung des knöchernen Einbaus nach röntgenologischen Kriterien

lichkeit, das trotz negativen HIV-3-Monats-Testergebnisses verbleibende Restrisiko einer Krankheitsübertragung weiter zu senken und u.U. in Einzelfällen bei Fehlen von vollständig durchgetesteten und freigegebenen Knochenspenden auf diesen Test ganz zu verzichten. Alle anderen erforderlichen Nachweise einschließlich des HIV-Tests zum Zeitpunkt der Knochenspende bleiben selbstverständlich weiterhin erforderlich.

Literatur

1. Aebi M, Regazzoni P, Schwarzenbach O (1989) Segmental bone grafting. Comparison of different types of graft in dogs. Int Orthop (SICOT) 13: 101–111
2. „20 Millionen Aids-Tote bis zum Jahr 2000" (1992) Dtsch Ärztebl 89: 1190
3. American Association of Tissue Banks (1990) Standards for tissue banking. Tissue Banks, Arlington, VA
4. Ascherl R (1992) Pers. Mitteilung anläßlich 7. Jahrestagung der Deutschen Gesellschaft für Osteologie, Erlangen, 26.–28.3.1992
5. Ascherl R, Morgalla M, Knaepler H, Lechener F, Blümel G (1988) Strahlensterilisation von Bankspongiosa. Langenbecks Arch Chir [Suppl II]: 686
6. Ashman RB, Rho JY, Turner CH (1989) Anatomical variation of orthotropic elastic moduli of the proximal human tibia. J Biomechan 22: 895–900
7. Aspenberg P, Johnsson E, Thorngren K–G (1990) Dose-dependent reduction of bone inductive properties by ethylene oxide. J Bone Joint Surg [Br] 72: 1036–1037
8. Aspenberg P, Lohmander LS, Thorngren K–G (1988) Failure of bone induction by bone matrix in adult monkeys. J Bone Joint Surg [Br] 70: 625–627
9. Axhausen G (1909) Die histologischen und klinischen Gesetze der freien Osteoplastik aufgrund von Tierversuchen. Arch Klin Chir 88: 23–145
10. Axhausen G (1951) Ist die „klassische Osteoblastenlehre" bei der freien Knochentransplantation unhaltbar geworden? Chirurg 22: 163–166
11. Axhausen W (1950) Experimentelle Untersuchungen zur Theorie der „induzierten" Knochenneubildung (Levander). Arch Klin Chir 266: 381–398
12. Axhausen W (1952) Die Knochenregeneration – ein zweiphasisches Geschehen! Zentralbl Chir 11: 435–442
13. Axhausen W (1956) The osteogenetic phases of regeneration of bone. A historical and experimental study. J Bone Joint Surg [Am] 38: 593–600
14. Basad E, Katthagen BD, Stürz H (1992) Organisation der Knochenbank – Erfahrungsbericht und aktuelle Empfehlungen. Orthop Prax 1: 14–17
15. Barth A (1984) Über histologische Befunde nach Knochenimplantationen. Langenbecks Arch Klin Chir 46: 409–417
16. Bauermeister A (1958) Experimentelle Grundlagen für den Aufbau einer neuen Knochenbank. Hefte Unfallheilkunde 58. Springer, Berlin Heidelberg New York
17. Bessho K, Tagawa T, Murata M (1991) Analysis of Bone Morphogenetic Protein derived from human and bovine bone matrix. Clin Orthop 268: 226–234
18. Bettin D, Polster J (1991) Temperature development in pasteurisation of osseous tissue. Abstract, 1st European Conference on Problems of Tissue Banking and Clinical Application, 24.–26.10.1991, Berlin, p 2
19. Botzenhart K, Thofern (1988) Sterilisation und Desinfektion. In: Beck EG, Schmidt P (Hrsg) Lehrbuch der medizinischen Mikrobiologie. Enke Stuttgart
20. Boyne PJ (1986) Design and methods. J Oral Implantol 12: 333–337
21. Buchholz RW, Carlton A, Holmes R (1989) Interporous hydroxyapatite as a bone graft substitute in tibial plateau fractures. Clin Orthop 240: 53–62
22. Buck BE, Malinin TI, Brown MD (1989) Bone transplantation and human immunodeficiency virus. An estimate of risk of acquired immunodeficiency syndrome (AIDS). Clin Orthop 240: 129–136
23. Buck BE, Resnick L, Shah SM, Malinin TI (1990) Human immunodeficiency virus cultured from bone: implications for transplantation. Clin. Orthop 251: 249–253

24. Bundesgesundheitsamt (1986) Empfehlungen des Bundesgesundheitsamtes zur Frage der Verwendung von Ethylenoxid. Bundesgesundheitsbl 29: 21–22
25. Bundesgesundheitsamt Pressemitteilung 46/91 (1991) Gefahr durch Mikrowelle? Münchn Ärztl Anz 47: 21–22
26. Burwell RG (1969) The fate of bone grafts. In: Apley AG (ed) Recent advances in orthopedics. Churchill, Livingstone, London
27. Buring, K, Urist MR (1967) Effects of ionizing radiation on the bone induction principle in the matrix of bone implants. Clin Orthop 55: 225–234
28. Bush LF, Carber CZ (1948) The bone bank. JAMA 137: 588–594
29. Carter DR, Hayes WC (1977) The compressive behaviour of bone as a two-phase porous structure. J Bone Joint Surg [Am] 59: 954–962
30. Center for Disease Control (1987) Survey of non U.S. hemophilia treatment centers for HIV seroconversion following therapy with heat-treated factor concentrates. Morb Mort Weekly Rep 36: 121
31. Center for Disease Control (1988) Transmission of HIV through bone transplantation. JAMA 260: 2487–2488
32. Center for Disease Control (1988) Transmission of HIV through bone transplantation: Case report and public health recommendations. Morb Mort Weekly Rep 37: 597–599
33. Center for Disease Control (1990) zit n. Der Spiegel (1992) 21: 308
34. Center for Disease Control (1991) Mortality attributable to HIV infection/AIDS – United States, 1981–1990. Morb Mort Weekly Rep 40: 41–44
35. Chapman PG, Villar RN (1992) The bacteriology of bone allografts. J Bone Joint Surg [Br] 74: 398–399
36. Contzen H (1989) Knochentransplantation –Indikation und Technik. Unfallchirurgie 15: 184–188
37. Cooke FW (1992) Ceramics in Orthopedic Surgery. Clin Orthop 276: 135–146
38. Curtis BF (1893) Cases of bone implication and transplantation for cyst of tibia, osteomyelitic cavities and united fractures. Am J Med Sci 106: 30–49
39. Dederich R, Wolf L, Möller F (1985) Homologe Knochentransplantation. Unfallchirurg 88: 299–302
40. Denner K, Stelling E, Sparmann M, von Versen R (1992) Demineralisierte Knochenmatrix – ein alternatives Knochenersatzmaterial –Tierexperimentelle Untersuchungen und erste klinische Erfahrungen. Orthop Prax 1: 9–13
41. Delloye C, Buccafusca GC (1989) Freeze-dried bank bone. Ital J Orthop Traumatol 15: 343–351
42. DeVries PH, Badgley CE, Hartmann JT (1958) Radiation sterilization of homogenous bone transplants utilizing radioactive cobalt. A preliminary report. J Bone Joint Surg [Br] 40: 187–203
43. Egglis PS, Müller W, Schenk RK (1988) Porous hydroxyapatite and Tricalcium phosphate cylinders with two different pore size ranges implanted in the cancellous bone of rabbits. A comparative histomorphometric and histologic study of bony ingrowth and implant substitution. Clin. Orthop 232: 127–138
44. Ehrlich MG, Lorenz J, Tomford W, Mankin HJ (1983) Collagenase Activity in banked bone. Trans Orthop Res Soc 8: 166
45. Eitel F, Schweiberer L (1987) Die Revaskularisierung von Lager und Knochentransplantat. In: Wolter D, Jungbluth K-H (Hrsg) Hefte Unfallheilkunde 185: 55–64
46. Eitel F (1987) Morphologische Aspekte der Knochenregeneration. In: Wolter D, Jungbluth K-H (Hrsg) Hefte Unfallheilkunde 185: 11–29
47. Enneking WF, Mindell ER (1991) Observations on massive retrieved human allografts. J Bone Joint Surg [Am] 73: 1123–1142
48. Engström E, Orell S (1943) Über Regeneration rings um subcutane Knochenimplantate. Z Mikrosk Anat Forsch 53: 283
49. Evans FG, Lebow M (1951) Regional differences in some of the physical properties of the human femur. J Appl Physiol 3: 536
50. Evans FG, Wood JL (1976) Mechanical properties and density of bone in case of severe endemic fluorosis. Acta Orthop Scand 47: 489–495
51. Finn RA, Bell WH, Brammer JA (1980) Interpositional „grafting" with autogenous bone and coralline hydroxyapatite. J Maxillofac Surg 8: 217–227
52. Friedlaender GE (1991) Bone allografts: The biological consequences of immunological events. J Bone Joint Surg [Am] 73: 1119–1122
53. Friedlaender GE (1987) Bone grafts. The basic science rationale for clinical applications. J Bone Joint Surg [Am] 69: 786–790
54. Frisch B, Bartl R (1990) Atlas of bone marrow pathology. Kluwer Academic Publishers, Dordrecht Boston London
55. v. Garrel T, Seipp H-M, Knaepler H, Ascherl R, Gotzen L (1992) Physikalische, mikrobiologische, biomechanische und biologische Untersuchungen zur Desinfektion allogener Knochentransplantate durch Thermoinkubation bei 80 °C. Osteologie [Suppl] 1: 23

56. Gepstein R, Weiss RE, Saba K, Hallel T (1987) Bridging large defects in bone by demineralized bone matrix in the form of a powder. J Bone Joint Surg [Am] 69: 984–992
57. Gibbons MJ, Butler DL, Grood ES, Bylski-Austrow DI, Levy MS, Noyes FR (1991) Effects of gamma irradiation on the initial mechanical and material properties of goat bone-patellar tendon-bone allografts. J Orthop Res 9: 209–218
58. Glowacki J, Murray JE, Kaban LB, Folkman J, Mulliken JB (1981) Application of the biological principle of induced osteogenesis for craniofacial defects. Lancet I: 959–970
59. Goldberg VM, Stevenson S (1987) Natural history of autografts and allografts. Clin Orthop 225: 7–16
60. Hallfeldt KKJ, Kessler S, Puhlmann M, Mandelkow H, Schweiberer L (1992) Der Einfluß verschiedener Sterilisationsverfahren auf die osteoinduktiven Eigenschaften demineralisierter Knochenmatrix. Unfallchirurg 95: 313–318
61. Harrington KD, Johnston JO, Kaufer HN, Luck JV, Moore TM (1986) Limb salvage and prosthetic joint reconstruction for low-grade and selected high-grade sarcomas of bone after wide resection and replacement by autoclaved autogeneic grafts. Clin Orthop 211: 180–214
62. Heinen IH, Dabbs GH, Mason HA (1949) The experimental production of ectopic cartilage and bone in the muscle of rabbits. J Bone Joint Surg [Am] 31: 765
63. Hilfenhaus J, Geiger H, Lemp J, Hung C-L (1987) A strategy for testing established human plasma protein manufacturing procedures for their ability to inactivate or eliminate human immunodeficiency virus. J Biol Standard 15: 251–263
64. Holmes RE (1979) Bone regeneration within a coralline hydroxyapatite implant. Plast Reconstr Surg 63: 626–633
65. Holmes RE, Bucholz RW, Money V (1986) Porous hydroxyapatite as a bone-graft substitute in metaphyseal defects. A histometric study. J. Bone Joint Surg [Am] 68: 904–911
66. Holmes R, Mooney V, Bucholz R, Tencer A (1984) A coralline hydroxyapatite bone graft substitute. Clin Orthop 188: 252–262
67. Hornsburgh CR (1989) Duration of human immunodeficiency virus infection before detection of antibody. Lancet 2: 637–640
68. Höntzsch D (1982) Einrichtung, Gebrauch und Vorteile einer Knochenbank. Krankenhausarzt 55: 324–330
69. Hopp SG, Dahners LE, Gilbert JA (1989) A study of the mechanical strength of long bone defects treated with various bone autograft substitutes: an experimental investigation in the rabbit. J Orthop Res 7: 579–584
70. Holmes RE, Tencer AF, Carmichael TW, Mooney V (1983) Mechanical properties of synthetic hydroxyapatite for cancellous bone grafting. Trans Orthop Res Soc 8: 61
71. Hvid I, Christensen P, Sendergaard J, Christensen PB, Larsen CG (1983) Compressive strength of tibial cancellous bone. Acta Orthop Scand 54: 819–825
72. Imamaliev AS (1969) The preparation, preservation and transplantation of articular bone ends. In: Apley AG (Hrsg) Recent advances in orthopedics. Churchill Livingstone, London
73. Inokuchi T, Ninomiya H, Hironaka R, Yoshida S, Araki M, Sano K (1991) Studies on heat treatment for immediate reimplantation of resected bone. J Cranio Max Fac Surg 19: 31–39
74. Iwano T, Kurosawa H, Murase K, Takeuchi H, Ohkubo Y (1991) Tissue reaction to collagen-coated porous hydroxyapatite. Clin Orthop 268: 243–252
75. Jackson DW, Windler GE, Simon TM (1990) Intraarticular reaction associated with the use of freeze-dried, ethylene oxide-sterilized bone-patella tendon-bone allografts in the reconstruction of the anterior cruciate ligament. Am J Sports Med 18: 1–11
76. Jerosch J, Castro WH, Granrath M, Rosin H (1990) Knochenbanken in der BRD. Unfallchirurg 93: 334–338
77. Jerosch J, Muchow H, Clahsen H (1991) Über die Stabilität von humaner Kortikalis nach verschiedenen Konservierungs- und Sterilisationsverfahren. Z Orthop 129: 295–301
78. Johnson AL, Shokry MM, Stein LE (1985) Preliminary study of ethylene oxide sterilization of full thickness cortical allografts used in segmental femoral fracture repair. Am J Vet Res 46: 1050–1056
79. Katthagen B-D (1986) Knochenregeneration mit Knochenersatzmaterialien. Eine tierexperimentelle Studie. Springer, Berlin Heidelberg New York Tokyo
80. Kayser FH (1989) Grundlagen der medizinischen Mikrobiologie. In: Kayser FH, Bienz KA, Eckert J, Lindenmann J (Hrsg) Medizinische Mikrobiologie. Thieme, Stuttgart New York
81. Klawitter JJ, Hulbert SF (1971) Application of porous ceramics for the attachment of load bearing internal orthopedic applications. J Biomed Mater Res Symposium 2 (part 1): 161–229
82. Kleinschmidt JC, Hollinger JO (1992) Animal models in bone research. In: Habal MB, Reddi AH (ed) Bone grafts and bone substitutes. Saunders, Philadelphia London
83. Knaepler H, Laubach S, Gotzen L (1990) Die Knochenbank – ein standardisiertes Verfahren? Ergebnisse einer bundesweiten Umfrage an deutschen chirurgischen Kliniken. Chirurg 61: 833–836

84. Knaepler H, Haas H, Püschel HU (1991) Biomechanische Eigenschaften thermisch und radioaktiv behandelter Spongiosa. Unfallchirurgie 17: 194–199
85. Knaepler H, v. Garrel T, Seipp HM, Ascherl R, Gotzen L (1992) Autoklavierung von allogenen Knochentransplantaten als Alternative zur konventionellen Knochenbank? Orthop Prax 1: 18–22
86. Knaepler H, v. Garrel T, Seipp HM, Ascherl R (1992) Experimentelle Untersuchungen zur thermischen Desinfektion und Sterilisation allogener Knochentransplantate und deren Auswirkungen auf die biologische Wertigkeit. Unfallchirurg 95: 477–484
87. Knaepler H, Koch F, Bugany H (1992) Untersuchungen zur HIV-Inaktivierung in allogenen Knochentransplantaten durch chemische Desinfektion und radioaktive Bestrahlung. Unfallchirurgie 18: 1–6
88. Knauß P (1981) Materialkennwerte und Festigkeitsverhalten des spongiösen Knochengewebes am coxalen Human-Femur. Biomed Tech 26: 200–210
89. Knauß P (1981) Materialkennwerte und Festigkeitsverhalten des kompakten Knochengewebes am coxalen Human-Femur. Biomed Technik 26: 311–315
90. Köhler P, Ehrnberg A, Kreicbergs A (1990) Osteogenic enhancement of diaphyseal reconstruction. Comparison of bone grafts in the rabbit. Acta Orthop Scand 61: 42–45
91. Köhler P, Kreicbergs A, Strömberg L (1986) Physical properties of autoclaved bone. Acta Orthop Scand 57: 141–145
92. Kühne J-H (1988) Thermische Vorbehandlung der Knochentransplantate zur Virusinaktivierung? Vortrag, 1. Arbeitskreissitzung des Arbeitskreises Knochentransplantation und Knochenersatz der Deutschen Gesellschaft für Orthopädie und Traumatologie, Baden-Baden, 30.4.1988
93. Kühne J-H, Refior HJ (1988) Thermal treatment of homologous bone grafts – an approach to more safety in bone transplantation? Vortrag, East and West Combined Orthopaedic Meeting, Belgrad, Jugoslawien, 11.–16. September 1988
94. Lafferty JF (1978) Analytical model of the fatigue characteristics of bone. Aviat Space Environ Med 49: 1PT1
95. Langer F, Czitrom A, Pritzker KP, Gross AE (1975) The immunogenicity of fresh and frozen allogenic bone. J Bone Joint Surg [Am] 57: 216–220
96. Leriche R, Policard A (1926) Physiologie normale et pathologique de l'os. Masson, Paris
97. Levander G (1934) On the formation of new bone in bone transplantation. Acta Chir Scand 74: 425–432
98. Levy JA, Mitra GA, Wong MF, Mozen MM (1985) Inactivation by wet and dry heat of AIDS-associated retroviruses during factor VIII purification from plasma. Lancet: 1456–1457
99. Lexer E (1911) Über freie Transplantationen. Langenbecks Arch Chir 95: 827–851
100. Lexer E (1924) Die freien Transplantationen. Neue Dtsch Chir 26
101. Lexer E (1929) Knochenneubildung im Bindegewebe osteoblastischer Herkunft. Dtsch Z Chir 217: 1–32
102. Lord CF, Gebhardt MC, Tomford WW, Mankin HJ (1988) Infection in bone allografts. Incidence, nature, and treatment. J Bone Joint Surg [Am] 70: 369–376
103. Lotz JC, Gerhardt TN, Hayes WC (1991) Mechanical properties of metaphyseal bone in the proximal femur. J Biomech 24: 317–329
104. Malinin TI, Martinez OV, Brown MD (1985) Banking of massive osteoarticular and intercalary bone allografts – 12 years' experience. Clin Orthop 197: 44–57
105. Mandelkow HK, Hallfeldt KKJ, Kessler SB, Gayk M, Siebeck M, Schweiberer L (1990) Knochenneubildung nach Implantation verschiedener Hydroxylapatitkeramiken. Unfallchirurg 93: 376–379
106. Mandelkow HK, Stützle H, Hallfeldt KH, Kessler S (1988) Osteoinduktive Eigenschaften HIV-inaktivierter allogener Spongiosa. Hefte Unfallheilkund 207: 264–265
107. Martin RB, Chapman MW, Holmes RE, Sartoris DJ, Shors EC, Gordon JE, Heitter DO, Sharkey NA, Zissimos AG (1989) Effects of bone ingrowth on the strength and non-invasive assessment of a coralline hydroxylapatite material. Biomaterials 10: 481–488
108. Mathys W, Junge E, Oelker W, Bettin D (1990) Implantat-Konservierung. Untersuchungen zur Ethylenoxid-Sterilisation von Knochen-Implantaten. Kongress-Bericht Krankenhaushygiene Kongress Marburg, 29.–31.3.1990, Marburg: 367–374
109. Matsubara M, Ascherl R, Schoch T (1992) Autoklavierte allogene Knochentransplantate beim Prothesenwechsel – Radiologische Untersuchungen. Orthop Mitteil 22: 237–238
110. McDougal JS, Martin LS, Cort SP, Mozen M, Heldebrandt CM, Evatt BL (1985) Thermal inactivation of the acquired immunodeficiency syndrome virus, human T lymphotropic Virus-III/Lymphadenopathy-associated virus, with special reference to anthemophilic factor. J Clin Invest 76: 875–877
111. Van Meekeren (1668) Heel en geneeskonstige aanmerkingen. Commelijn, Amsterdam
112. Merz H, Rytik G, Müller WEG, Röder W (1991) Bestimmung einer HIV-Infektion im menschlichen Knochen. Unfallchirurg 94: 47–49

113. Merz, H, Müller WEG, Müller H, Röder W (1992) HIV-Nachweis im Knochentransplantat mit der Polymerasekettenreaktion (PCR). Unfallchirurg 95: 485–487

114. Miller TA, Ishida K, Kobayashi M, Wollman JS, Turk AE, Holmes RE (1991) The induction of bone by porous hydroxyapatite: A laboratory study in the rabbit. Plast Reconstr Surg 87: 87–95

115. Mittelmeier H 81992) Klinische Erfahrungen mit der Anwendung von Knochenersatzmaterialien. In: Kirgis A, Noack W (Hrsg) Künstlicher Knochenersatz in der Orthopädie und Traumatologie. Pontenagel Press, Bochum

116. Miyamot S, Takaoka K, Ono K (1993) Bone induction in monkeys by bone morphogenetic protein. J Bone Joint Surg [Br] 75: 107–110

117. Mommsen U, Meenen NM, Osterloh J, Jungbluth KH (1984) Der Wert homologer Spongiosa bei der Auffüllung subchondral gelegener Knochendefekte. Unfallchirurgie 10: 273–277

118. Müller W 81924) Die normale und pathologische Pyhsiologie des Knochens. Barth, Leipzig

119. Nizard M (1981) Knochengewebsneubildung durch Collagen-Apatit-Implantation. Habilitationsschrift, Universität Homburg

120. Oberdalhoff H (1947) Zur Frage der Knochenneubildung. Chirurg 17/18: 123–129

121. Ogata, K, Kuroki T, Sugioka Y (1990) Measurement of blood flow in rabbit bone transplants. Int Orthop (SICOT) 14: 75–78

122. Ollier L (1867) Traité expérimentale et clinique de la régéneration des os et de la production arteficielle du tissue ossuex. Masson, Paris

123. Orell S (1924) Studien über Knochenimplantation und Knochenneubildung, Implantation von „Os purum" sowie Transplantation von „Os Novum". Acta Chir Scand [Suppl] 74

124. Osawa M, Hara H, Ichinose Y, Koyama T, Kobayashi S, Sugita Y (1990) Acta Neurochir Wien 102: 38–41

125. Osbon DB, Lilly GE, Thompson CW, Jost T (1976) Bone grafts with surface decalcified allogeneic and particulate autologous bone. J Oral Surg 35: 276–279

126. Owen M (1971) Cellular Dynamics of Bone. In: Bourne GH (ed) The biochemistry and physiology of bone. Academic Press, London, pp 271–298 rd 3

127. Pauwels F (1973) Atlas zur Biomechanik der gesunden und kranken Hüfte. Prinzipien, Technik und Resultate einer kausalen Therapie. Springer, Berlin Heidelberg New York

128. Pelker RR, Friedlaender GE, Markham TC, Panjabi MM, Moen CJ (1984) Effects of freezing and freeze-drying on the biomechanical properties of rat bone. J Orthop Res 1: 405–411

129. Pereira BJG, Milford EL, Kirkham RL, Levey AS (1991) Transmission of hepatitis C virus by organ transplantation. N Eng J Med 325: 454–460

130. Piecuch JF, Topazian RG, Skoly S, Wolfe S 81983) Experimental ridge augmentation with porous hydroxyapatite implants. J Dent Res 62: 148–154

131. Pinholt EM, Solheim E, Bang G, Sudmann E (1991) Bone induction by composite of bioeridible polyorthoester and demineralized bone matrix in rats. Acta Orthop Scand 62: 476–480

132. Prolo DJ, Pedrotti PW, Burres KP, Oklund PD (1982) Superior osteogenesis in transplanted allogeneic canine skull following chemical sterilization. Clin Orthop 168: 230–242

133. Quinn TC (1992) Screening for HIV Infection – benefits and costs. N Engl J Med 327: 486–488

134. Ragni P, Lindholm TS (1991) Interaction of allogenic demineralized bone matrix and porous hydroxyapatite bioceramics in lumbar interbody fusion in rabbits. Clin Orthop 272: 292–299

135. Rauch G, Gerbersdorf M, Dörner P, Lengsfeld M, Griss P (1991) Biomechanische Untersuchung über die Zugfestigkeit lyophylisierter und tiefgefrorener humaner Achillessehnen nach Gamma- und Ethylenoxid-Sterilisation. Z Orthop 129: 393–399

136. Regel, G, Sückamp NP, Illgner A, Buchenau A, Tscherne H (1992) 15 Jahre allogene Knochentransplantation. Indikationen, Behandlung, Ergebnisse. Unfallchirurg 95: 1–8

137. Reilly DT, Burstein AH (1975) The elastic and ultimate properties of compact bone tissue. J Biomech 8: 393–405

138. Reice JC, Cowin SC, Bowman JA (1988) On the dependence of the elasticity and strength of the cancellous bone on apparent density. J Biomech 21: 155–168

139. Resnick L, Veren K, Salahuddin SZ, Tondreau S, Markham PD (1986) Stability and inactivation of HTLV-III/LAV under clinical and laboratory environments. JAMA 255: 1887–1891

140. Ripamonti U (1991) The morphogenesis of bone in replicas of porous hydroxyapatite obtained from conversion of calcium carbonate exoskletons of coral. J Bone Joint Surg [Am] 73: 692–703

141. Ripamonti U, Ma S-S, Heever van den B, Reddi AH (1992) Osteogenin, a bone morphogenetic protein, adsorbed on porous hydroxyapatite substrata, induces rapid bone differentiation in calvarial defects of adult primates. Plast Reconstr Surg 90: 382–393

142. Ripamonti U, Ma S-S, Reddi AH (1992) Induction of bone in composites of Osteogenin and porous hydroxyapatite in Baboons. Plast Reconstr Surg 89: 731–739

143. Roberts TS, Drez D, Mccarthy W (1991) Anterior curuciate ligament reconstruction using freeze-dried, ethylene oxide-sterilized, bone-patellar tendon-bone allografts. Two year results in thirty-six patients. Am J Sports Med 19: 35–47

144. Röder W, Müller WEG, Merz H (1991) Ist Ozon zur Sterilisierung HIV-infizierter Knochen geeignet? Unfallchirurg 94: 50–51
145. Röder W, Müller H, Müller WEG, Merz H (1992) HIV infection in human bone. J Bone Joint Surg [Br] 74: 179–180
146. Rueger JM (1992) Knochenersatzmittel. Springer, Berlin Heidelberg New York
147. Rupp N, Reiser M, Stetter E (1983) The diagnostic value of morphology and relaxation times in NMR-imaging of the body. Europ J radiol 3: 68–76
148. Saha S (1977) The dynamics of bone fracture: From a meterials viewpoint. Bull Hosp Joint Dis 38: 1–3
149. Saraf SK, Agarwal K, Tuli SM, Khanna S (1991) Autoclaved partially decalcified bone as osteogenic substances – an experimental study. Indian J Exp Biol 29: 39–42
150. Sartoris DJ, Holmes RE, Tencer AF, Mooney V, Resnick D 81986) Coralline hydroxyapatite bone graft substitutes in a canine metaphyseal defect model: radiographic-biomechanical correlation. Skeletal Radiol 15: 631–641
151. Schratter M, Kramer J, Kropeij D, Ritschl P, Imhof H (1990) MRT zur Kontrolle des Einheilungsvorganges von Spongiosatransplantaten – erste Erfahrungen. Fortschr Röntgenstr 153/3: 283–288
152. Schroeder HP von, Kwan M, Amiel D, Coutts RD (1991) The use of polylactic acid matrix and periosteal grafts for the reconstruction of rabbit knee articular defects. J Biomed Mater Res 25: 329–339
153. Schwarz N, Redl H, Schiesser A, Schlag G, Thurnher M, Lintner F, Dinges HP (1988) Irradiation-sterilization of rat bone matrix gelatin. Acta Orthop Scand 59: 165–167
154. Schwarz N, Schlag G, Thrunher M, Eschberger J, Dinges HP, Redl H (1991) Fresh autogeneic, frozen allogeneic, and decalcified allogeneic bone grafts in dogs. J Bone Joint Surg [Br] 73: 787–790
155. Schweiberer L (1970) Experimentelle Untersuchungen von Knochentransplantaten mit unveränderter und mit denaturierter Knochengrundsubstanz. H Unfallheilk 103. Springer, Berlin Heidelberg New York
156. Schweiberer L, Hallfeldt K, Mandelkow J (1987) Pathophysiologie der Knochentransplantation: Grundlagen und klinische Anwendung. In: Zilch H (Hrsg) Defektüberbrückung an Knochen und Weichteilen. Hefte Unfallheilk 179 Springer, Berlin Heidelberg New York; S 160–170
157. Schweiberer L, Stützle H, Mandelkow HK (1989) Bone transplantation. Arch Orthop Trauma Surg 109: 1–8
158. Sedling ED, Hirsch C (1966) Factors affecting the determination of the physical properties of femoral cortical bone. Acta Orthop Scand 37: 29–48
159. Seipp H-M, Dreilich B, Leib R (1990) Zur Hygiene von Knochenbanken: (II.) Thermische und thermodynamische Grundlagen der Desinfektion von Spongiosa-Blockpräparaten. Hyg Med 15: 512–526
160. Simmons DJ (1976) Comparative physiology of bone. In: Bourne GH (Hrsg.): The biochemistry and physiology of bone, vol 4. Academic Press, London, pp 445–516
161. Simonds RJ, Holmberg SD, Hurwitz RL et al. (1992) Transmission of human immunodeficiency virus type 1 from a seronegative organ and tissue donor. N Eng J Med 326: 726–732
162. Smith WS, Struhl S (1988) Replantation of an autoclaved autogenous segment of bone for treatment of chondrosarcoma. J Bone Joint Surg [Am] 70: 70–75
163. Solheim E, Pinholt EM, Bang G, Sudmann E (1992) Regeneration of calvarial defects by a composite of bioerodible polyorthoester and demineralized bone in rats. J Neurosurg 76: 275–279
164. Solheim E, Pinholt EM, Andersen R, Bang G, Sudmann E (1992) The effect of a composite of polyorthoester and demineralised bone on the healing of large segmental defects of the radius in rats. J Bone Joint Surg [Am] 74: 1456–1463
165. „Bedrohliche Lücke" (1992) Der Spiegel 20: 257
166. Spire B, Dormont D, Barré-Sinoussi F, Montagnier L, Chermann JC (1985) Inactivation of lymphadenopathy-associated virus by heat, gamma rays, and ultraviolet light. Lancet: 188–189
167. Staudte HW, Breickmann B (1991) Die thermische Aufbereitung von homologen Knochentransplantaten für die Knochenbank als zusätzliche Sicherheit zur Aids-Prophylaxe. Z Orthop 129: 108–110
168. Steinberg ME, Finnegan WJ, Labosky DA, Black J (1976) Temporal and thermal effects on deformation potentials in bone. Calcif Tissue res 21: 135–144
169. Stockley I, McAuley JP, Gross AE (1992) Allograft reconstruction in total knee arthroplasty. J Bone Joint Surg [Br] 74: 393–397
170. Stringa G, Mignani G (1967) Microradiographic investigation of bone grafts in man. Acta Orthop Scand [Suppl] 99: 1–77
171. Stützle H, Kessler S, Mamndelkow H, Schweiberer L (1991) Knochenbankorganisation. Unfallchirurg 94: 619–623
172. Tomford WW, Ploetz JE, Mankin HJ (1986) Bone allografts of femoral heads: procurement and storage. J Bone Joint Surg [Am] 68: 534–537

173. Turner TC, Bassett CA, Pate JW, Sawyer PN, Trump G, Wright K (1956) Sterilization of preserved bone grafts by high-voltage cathode irradiation. J Bone Joint Surg [Am] 38: 862–884

174. Turner WD, Vasseur P, Gorek JE, Rodrigo JJ, Wedell JR (1988) An in vitro study of the structural properties of deep-frozen versus freze-dried, ethylene oxide sterilized canine anterior cruciate ligament – bone preparations. Clin Orthop 230: 251–255

175. Urist MR, Chang JJ, Lietze A, Huo YK, Brownell AG, DeLange RJ (1987) Preparation and bioassay of bone morphogenetic Protein and polypeptide fragments. Methods Enzymol 146: 294–312

176. Urist MR, Iwata H (1973) Preservation and biodegredation of the morphogenetic property of bone matrix. J Theor Biol 38: 155–167

177. Urist, MR, Strates BS (1971) Bone morphogenic protein. J Dental Res 50: 1392–1394

178. Vihtonen K (1988) Fixation of rabbit osteotomies with biodegradable polyglycolic acid thread. Acta Orthop Scand 59: 279–283

179. Wagner M, Pesch H-J (1989) Autoklavierte Knochenspäne beim Prothesenwechsel an der Hüfte. Orthopäde 18: 463–467

180. Weber JN, White EW (1973) Carbonate minerals as precursors of new ceramic, metal, and polymer materials for biomedical applications. Miner Sci Engng 5: 151–165

181. Wenda K, Ritter G, Karnosky V, Higer P (1988) Erste Erfahrungen mit der kernspintomographischen Darstellung ausgedehnter Knochenspanplastiken. Unfallchirurg 91: 130–136

182. Willert H-G, Buchhorn GH, Hess T (1989) Die Bedeutung von Abrieb und Materialermüdung bei der Prothesenlockerung an der Hüfte. Orthopäde 18: 350–369

183. Wissenschaftlicher Beirat der Bundesärztekammer (1990) Richtlinien zum Führen einer Knochenbank. Dtsch Ärztebl 87: B41–B44

184. Zeichhardt H, Scheiermann N, Spicher G, Deinhardt F (1987) Stabilität und Inaktivierung des Human Immunodeficiency Virus (HIV). Bundesgesundheitsbl 30: 172–177

185. Zippel H, Geipel E (1992) Autogene und allogene Knochengewebsübertragungen im Fachgebiet Orthopädie. Orthop Prax 1: 31–37

Danksagung

Zunächst danke ich meinem verehrten Chef, Herrn Prof. Refior, für die Überlassung des Themas, die Gewährung des für die Bearbeitung gelegentlich erforderlichen Freiraums und stets anregende Diskussionen.

Die für die Beantwortung der Fragestellung erforderlichen Tierversuche wären nicht möglich geworden ohne die freundliche Unterstützung aus dem Institut für Chirurgische Forschung. Hier gilt mein Dank insbesondere Herrn Prof. Hammer für wesentliche theoretische und praktische Beratung bei der Vorbereitung der Experimente, sowie dem Direktor des Instituts, Herrn Prof. Meßmer, durch dessen freundliche Fürsprache bereits im Vorfeld der Versuche die Durchführung erst möglich wurde. Nicht zuletzt von Bedeutung war die stete Hilfe durch die Pflegerinnen und Pfleger des Tierlabors.

Die histologische Aufarbeitung und Interpretation der Befunde verdanke ich der Zusammenarbeit mit Herrn Prof. Bartl von der Medizinischen Klinik III des Klinikums Großhadern, dessen kontinuierliche Hilfe und Beratung bei der Auswertung der Ergebnisse der Transplantationen von nicht hoch genug einschätzbarem Wert war.

Für die praktische Unterstützung und konstruktive Anregungen bei allen Stationen des Projekts gilt mein besonderer kollegialer Dank Herrn Dr.med. Theermann und Herrn Dipl.phys. Dr. med. Zimmer sowie Herrn Dipl.Ing. Priv.-Doz. Dr. med. Jansson.

Letzterem habe ich besonders für Unterstützung bei der Bearbeitung der mechanischen Fragestellungen zu danken. Anerkennung gebührt an dieser Stelle ebenso Herrn Priv.-Doz. Dr. Plitz für die Gewährung von Rat bei den Untersuchungen, die in dem unter seiner Leitung stehenden Biomechanischen Labor durchgeführt wurden, sowie Herrn cand.med. Neufang, der wichtige Teile des Versuchsaufbaus gestaltet hat und bei der Durchführung der Versuche tatkräftig wirkte. Die erforderlichen Präparate konnten dank der freundlichen Genehmigung des Direktors des Instituts für Rechtsmedizin der LMU, Herrn Prof. Eisenmenger, gewonnen werden.

Die Evaluierung der klinischen Fälle erfolgte mit Unterstützung des Kollegen Dr.med. deToma sowie Herrn cand.med. Liepold, denen ebenfalls mein Dank gilt.

Für die Mitarbeit bei der Auswertung der klinischen Röntgenbilder danke ich Herrn Dr.med. Verpoorten und Herrn Priv.-Doz. Dr. med. Fink aus der Radiologischen Klinik des Klinikums Großhadern, sowie letzterem zusätzlich für die Gewährung der Möglichkeit der Röntgendokumentation der Präparate der experimentellen Transplantationen.

Sachverzeichnis